中医经典古籍集成（影印本）

幼幼新书（二）

宋·刘昉 编著

李剑 张晓红 选编

SPM

南方出版传媒

广东科技出版社

·广州·

图书在版编目（CIP）数据

幼幼新书：全12册／（宋）刘昉编著．—影印本．—广州：广东科技出版社，2018.4
（中医经典古籍集成）
ISBN 978-7-5359-6890-6

Ⅰ．①幼…　Ⅱ．①刘…　Ⅲ．①中医儿科学—中国—南宋　Ⅳ．①R272

中国版本图书馆CIP数据核字（2018）第045221号

幼幼新书（二）
YOUYOU XINSHU（ER）

责任编辑：马霄行　曾永琳
封面设计：林少娟
责任校对：陈素华　冯思婧
责任印制：彭海波
出版发行：广东科技出版社
（广州市环市东路水荫路11号　邮政编码：510075）
http：//www.gdstp.com.cn
E-mail：gdkjyxb@gdstp.com.cn（营销）
E-mail：gdkjzbb@gdstp.com.cn（编务室）
经　　销：广东新华发行集团股份有限公司
印　　刷：广州一龙印刷有限公司
（广州市增城区荔新九路43号1幢自编101房　邮政编码：511340）
规　　格：889mm×1 194mm　1/32　印张16.625　字数390千
版　　次：2018年4月第1版
2018年4月第1次印刷
定　　价：1288.00元（全套共十二册）

宋·刘昉 编著

幼幼新书

(第五卷至第八卷)

据中国中医科学院图书馆藏日本据宋墨书真本手抄本影印

幼幼新書

五

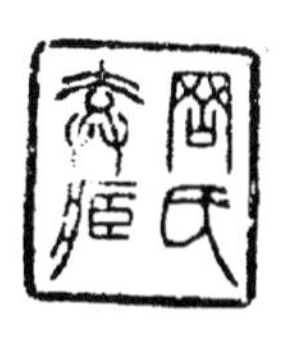

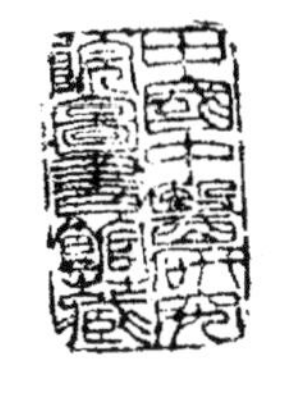

幼幼新書卷第五

初生有病凡十七門

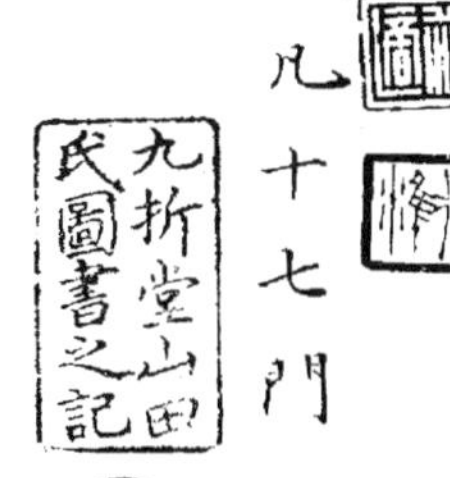

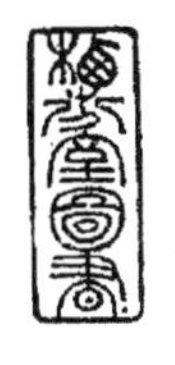

初生口中有蟲第十

初生看噤第十一 犯風噤附

初生有鵝口第十二

初生有木舌第十三 餘木舌附

初生有撮口第十四

初生中臍風第十五

初生臍腫濕第十六 氣臍海破臍附

初生有臍瘡第十七

初生不作聲第一

千金論云、兒生落地不作声者、取暖〔暖〕水一器灌之，須臾當啼，又云，兒生不作声者，此由難産少氣故也，可取兒臍向身却捋之，令氣入腹，仍呵之，至百度，啼声自發，亦可以葱白徐徐鞭之，即啼，兒始生即當舉之，遲晚則令中寒腹内雷鳴，乃先浴之，然後斷臍，

嬰孺云，凡小兒落地不作声，便取冷水一器灌浴之，須臾作声也，千金用暖水，此用冷水，既千金云，由唯産少氣，恐不宜用冷水也，

仙人水鑑，子初生七日以前不作声者方，

胎風生下不能啼，　須使園中小葉葵，

搗取汁調熊胆末、　絶交入口免傾危、

右用葵菜葉搗、取自然汁、調熊膽末、滴三两滴入口立便能作声、神妙、

初生眼不開第二

秘要指迷論、凡兒生下、經一七日不開此乃在母胎中受熱食麵毒、致令受患、用藥令母服、方可痊、

患眼觀證、凡小兒生下中、胎熱眼閉口開常作呻吟声、因受胎熱中熱、只用凉五藏藥、天竺黄散、方見重舌門中、及與母喫、後以竹筒煎湯洗眼

患眼觀痃、洗眼方、

黄連　秦皮　灯心

大棗 等分

右用竹筒煎湯洗之、治小兒胎熱眼不開、

初生輙死第三

千金論、小兒初生輙死、治之法、當候視兒口中懸癰前上齶上有胞者、千金翼云、赤胞、以指取頭決令潰去血、千金翼云、以綿拭血淨、勿令血入咽、入咽殺兒、急々慎之、

初生不吃妳第四

巢氏病源、小兒難乳候、凡小兒初生看產人見兒出、急以手料拭兒口、無令惡血得入兒口、則兒腹內調和、無有病疾、若料拭不及時則惡血穢露兒咽入腹、令心腹痞滿短氣、兒不能飲乳、謂之難乳、又兒在胎之時、母取冷過度、冷氣入胞、令看兒冷、至兒生出、則喜腹痛、不肯飲乳、此則胎寒、亦多難乳也、

仙人水鑑、子初生七日內、不開口、滴乳不下、宜服此方、

土瓜三箇水研之、　少許芽硝力莫欺、

雄黃少使須宜上、　一片金箔分四時、用一角半、

不論四季調冷水、　一滴入口命能追、

此方自有仙人力、　偏能立救小新兒、

外臺劉氏又療小兒初生不吃妳方、

右以乳兩合、葱白一寸、和煎一兩沸、去葱與喫、即能吃乳、立效、以蛤蜅灌之、

聖惠治小兒壯熱肚脹不飲乳、龍胆散方、

龍胆去芦頭　川升麻各半两　犀角屑

櫝柳　川大黃剉碎微炒　甘草炙微赤剉

鱉甲塗醋炙令黃去裙襴各一分

右件藥搗麁羅為散每服一錢以水一小盞煎至五分去滓放溫分減漸漸與服之

聖惠治小兒腹痛不食乳人多丸方

人參　龍胆各去芦頭　黃連去須

馬牙硝　甘草炙微赤剉

枳實麩炒微黃已上各半兩

右件藥搗羅為末鍊密和丸如桐梧子大每服以乳汁研二丸灌口中日四五服差

聖惠治小兒三歲已下冒口開不吃乳朱砂

仁齋茯苓丸即是

九方、

朱砂　牛黄　麝香並細研

丁香　甘草炙微赤剉、　人参去芦頭、各一分

犀角屑　黄香剉　石膏細研水飛過

五灵脂已上各半两

右件藥搗羅為末、入研了藥都研令匀、錬蜜和、丸如菉豆大、每服以熟水下三丸、日四五服。

聖惠、治小兒腹脹不吃乳方、

赤茯苓　黄連去須

枳殼（麸炒微黄、去瓤、已上各半两、）

右件藥、擣羅為末、鍊蜜和、丸如梧桐子大、

三歲已下兒、以乳汁化三丸灌之、日四五

服、

聖惠治小兒腹痛、不肯哺乳方、

赤茯苓　甘草（炙微黄剉）　黄連（去須、各一分、）

右件藥、擣羅為末、鍊蜜和、圓如梧桐子大、

每一丸研破、着妳頭上、令兒吮妳、或研點

口中亦得、

孔氏家傳、新生小兒、牙關緊不食乳、

右以射香一字研細、乳汁下、

聖惠灸法、小兒初生二七日內、着噤、不吮奶、多啼者、是客風中於臍、循流至心脾二藏之經、遂使舌強唇痙、嗍奶不得、此疾若施方藥、不望十全爾、大抵去客風、無過灸承漿一穴七壯、在下唇稜下宛々中是也、次灸頰車二穴、各七壯、在耳下曲頰骨後、炷並如雀屎大、

聖惠又法灸、小兒喉中鳴、咽乳不利、灸旋璣一穴三壯、在天突下一寸陷者中、炷如小麥

大、

莊氏集俞穴灸法：小兒喉中鳴，咽乳不利，灸旋璣三壯，在天突下一寸陷中。

初生吐不止第五

錢乙論：初生下，拭掠兒口中穢惡不盡，咽入喉中，故吐。凡初生，急須拭掠口中令淨，若啼声一發，則咽下，多生諸病。

外臺劉氏療小兒初生吐不止方：

人乳二合　籧蒢篾少許　鹽兩粟米大

右三味，煎三兩沸，牛黄兩米許，研和與服。

即差止、

仙人水鑑小兒不能飲乳、氣喘、乳入口便吐、神效、

桃花　人參各二分　乾棗

梔子　當門子各一枚　白芷

元精　黃芽各少許、黃芽即金牙也、

黃鹽少許、陶隱居云、此海黃鹽草粒粗以作魚鮓及鹹菹、

右件同研令細勻、容丸如麻子大、煎生姜湯下二丸、神效、

仙人水鑑、小兒百日內多夌吐不止、兼不乳

方

乳鯽魚乙滿　大腹頭七箇用帶頸

干姜　香茂各燒成灰

黃鹽已上各少許、陶隱居云、北海塩草粒、以作魚鮓及鹹葅、

右同研令細、空心一捻水服之效、

聖惠治小兒生下十日至半月、嘔逆不止、藿

香散方、

藿香　紫苑洗去苗土、各一分、

甘草炙微赤剉、半兩、　麥門冬三分、去心焙、

桂心半分

右件藥搗，粗羅為散，每服一錢，以水一小盞，煎至五分，去滓放溫，以綿點取，滴口中，一日，次第取盡。

錢乙治初生吐不止，木瓜丸方。

木瓜　木香　檳榔各末

射香　膩粉各一字

右同研，麵糊為丸，小黃米大，每服一二丸，甘草水下無時。

初生不小便第六初生不大便附

惠眼觀證：小兒生下中臍風撮口，此因受胎

後、母食雞猪酒麪薑醋之毒熱氣流入胎中、兒因飲血、是以生下肚膨脹、臍背腫、所治以豆豉膏貼臍、方見本門中、及服牛黃丸、方見風熱門中、如蚕臍四邊青黑、口撮、即死矣、不須用藥、豆豉膏亦名葱涎膏貼初生兒臍。不治大小便不通、

外臺劉氏治小兒初生不小便方、聖惠兼治初生不飲乳、云服此即小便通、又飲乳也、

人乳四合　葱白一寸

右二味相和煎、分為四服、即小便利神效、

嬰孺、治未滿十日不小便方、

右以蒲黄一升、以水和、封横骨上、立通。

棗眼觀證豆豉膏、亦名葱豉膏、

黑豆乙勺　田螺十九个　葱一大把

右搗爛、用芭蕉汁調、貼臍下、

吉氏家傳、治小兒生下三五日、藏腑不通、并六十日内諸患、粉蜜膏、

輕粉乙匁

右用蜜少許、熱水解開、調粉時點在兒口中極少許、令瀉下一二行、不可再服、

初生有懸癰病第七

千金論曰、小兒出腹六七日後、其血氣收斂成肉、則舌口喉頰裏清淨也、若喉裏舌上有物、如芦籜盛水狀者、名懸癰、有脹起者、可以綿纏長針、留刃處、如粟米許大、以刺決之、令氣泄去青黄赤血汁也、一刺之止、消息一日、未消者、來日又刺之、不過三刺自消盡、餘小小未消、三刺亦止、自然得消也、有著舌下如此者名重舌、有着頰裏上及齶、如此者名重齶、有着齒齗上者名重齗、皆刺去血汁也、

初生有重舌第八

巢氏病源小兒重舌候、小兒重舌者、心脾熱故也、心候於舌、而主於血、脾之絡脉、又出舌下、心火脾土二藏母子也、有熱即血氣俱盛、其狀附舌下、近舌根、生形如舌而短、故謂之重舌、

千金論曰、小兒出腹六七日後、其血氣收斂成肉、則口舌喉頰裏清淨也、若喉裏舌上有物如芦籜盛水狀、有腫起着舌下、如此者名重舌、皆刺去血汁也、

惠眼觀證、凡生下中鵝口重舌重齶口瘡、皆

上焦熱所致、此亦受胎時、大受極熱、急以雞内金為末、乾摻口内、又以朱砂膏、（方見驚熱門中、）地黄膏、（方見本門中、）輪流摻之、仍以天竺黄散服之、（方見本門）

惠眼觀證、地黄膏、治初生兒鵝口重舌重齶方、

鬱金（皂莢水煮乾切細、焙干用、）　豆粉（各半兩）

甘草（炙、一分）　馬牙硝（研、一分）

右用生地黄汁、又蜂糖對合入盞内、約二分許、熬成膏、和成藥、每服兩皂子大、香熟

水合化成，鵝翎掃塗口內亦得。

患眼觀證，金朱飲子，治驚壯熱，傷寒伏熱，上焦虛熱，重舌，口鼻生瘡疹，致赤眼方。本名天竺黃散

川鬱金 剉碎，皂莢水煮于，細着如胆肚極焦　天竺黃

甘草 炙　牙硝 别研，各半兩　朱砂 乙分，研

蟬殼 十四箇，水浸去土　射香 少許

右為末，每服半錢至一錢，以蜂糖熟水調下。此藥除煩退熱。

葛氏附後，治卒重舌方

右燒蛇蛻皮為末，唾和，塗舌上，差。姚和衆方同，只

乾傳、嬰孺同
用醋調沾舌、

葛氏又法、

右用釜下土苦酒和、塗舌下、千金嬰孺皆云、釜月下土、

千金治小兒重舌方、

右用田中蜂房燒灰、酒和、塗喉下愈、

千金又方、

右以衣魚塗舌上、千金翼及嬰孺方、皆燒灰研傅、

千金又方、

右用三家屠肉切、令如指大、摩舌上、兒主能啼、嬰孺首用此方、

千金又方

右用赤小豆末、醋和、塗舌上、

千金又方、

右燒簸箕灰、傅舌上、聖惠、簸箕炎燒灰、細研、

千金又方、

右用黄蘗、以竹瀝漬取、細々點上舌、良、

千金翼、治重舌舌強不能收乳方、

右取鹿角末如大豆許、安舌上、日三、即差、

千金翼、治小兒重舌、舌生瘡、涎出方、

右以蒲黄傅舌上、不過三度愈、

外臺、古今錄驗、療小兒重舌欲死方、

右以乱髮燒灰末之、傅舌上、甚佳、張湧用猪脂和塗之、

姚和衆治小兒重舌方、

右用馬牙硝、塗舌下、日三度、

子母秘錄、治小兒重舌方、

右用黃丹如豆大、内管中、以安舌下、

子母秘錄、治小兒重舌方、

右用烏賊魚骨燒灰、和雞子黃、傅喉及舌上、

子母秘錄、治小兒重舌方、

右用蜣蜋燒研末如嚥傳舌上、

孟詵治小兒重舌方、

右用小豆煮汁、和鹿角灰、安重舌下、日三度、

日華子治小兒重舌鵝口瘡方、

右用鹿角炙熨之、

聖惠、治小兒重舌、及口中生瘡涎出方、

右用白羊屎塗少許口中差、

聖惠又方、

右用桑根上取汁，塗口中差。

聖惠又方，

桂心一分　白凡半兩

右件藥，擣羅為末，每用少許，乾傅舌下，日三上。

聖惠治小兒重舌，口中生瘡涎出，蒲黄散方，

蒲黄　露蜂房微炙，各一分，

白魚一錢

右件藥，都研令勻，用少許酒調，傅重舌口中瘡上，日三用之。

聖惠治小兒重舌舌腫方

右取牯牛乳少許與飲之

聖惠治小兒重舌方

右以桂心半两為末生姜汁相和令匀每用少許塗舌下日再塗之

聖惠又方

右用氈帶燒灰細研傅舌下

聖惠又方

右用桑根白皮一两細剉以水一大盞煎至五分去滓漸々以匙子抄少許令兒吮

之。

聖惠、又方、

右用釜底墨水調塗舌下

嬰孺、治重舌方、

右取木蘭皮一尺廣四寸去皮皺切細以苦酒一升煮半升適寒溫浸兩手食久小歠須臾乾復漬兩足乾復漬之大良子母秘錄

用醋乙升煮木蘭皮取汁注重舌上

嬰孺、治小兒心極熱口中生瘡重舌鵝口方

右用柘根枝葉五升以水一斗煮二升去

滓煎五合細細傅瘡上無根柘子材亦可

張渙烏魚散方、治重舌病、

烏魚骨一兩燒灰　乾蜣螂燒灰　蒲黄研各半兩

枯白凡研一分

右件同研為粉、每服半錢、以雞子黄調塗舌下、嚥津無妨、

千金灸治法重舌、灸行間、隨年壯、穴在足大指岐中、

千金又灸法、兩足外踝上三壯、

千金翼小兒重舌、灸左足踝七壯、嬰孺方灸三壯、

外臺、古今錄驗、療兒重舌欲死、灸右足踝三壯、立愈、又灸左右並良、千金云、灸兩足外踝、

嬰孺、治重舌、以兒置其內東向門中、灸其舌三炷、

初生有重齶重斷第九

千金論曰、小兒出腹六七日後、其血氣收斂成肉、則口舌喉頰裏清淨也、若喉裏舌上有物、如芦籜盛水狀、有幢起、着頰裏及上齶、如此者名重齶、有着齒斷上者、名重斷、皆刺去血汁也、

茅先生小兒生下有中重齶重舌形候、重齶為上齶肉厚者是、重舌為舌上更加一重白、満口生瘡、此為心熱、此候乃心家大熱壅滯、遂如此、所治者先用朱砂膏、方見驚積門中塗舌上、然用牛黃膏、方見膈熱門中妳上吮下一日下三服牛黃膏、如此調理、二日即愈、

張渙嬰兒初生六七日間、胎毒上攻、血氣不斂、重齶重齗、喉舌上有物如蘆籜盛水狀者、名垂癰、有氣脹起者、急以綿纒長針、留刃處如粟米許、以刺之、令兒氣泄出青黃血水、用

鹽湯洗拭急用如聖散方與聖惠牛黃散同見本門中

聖惠治小兒重齶重斷腫痛、口中涎出、宜服

牛黃散、張渙名如聖散、

牛黃　白龍腦　朱砂各一分

太陰元精石乙兩　鉛霜半兩

右件藥、同細研為散、每度用藥半錢、先於

腫起處、以鈹針鈹破出血、用鹽湯洗拭口、

然後摻藥於口中、神效、

聖惠又方

右用驢乳豬乳各一合相和、煎至一合、時

時與兒服之

聖惠又方

元明粉　　太陰元精石各一分

鉛霜半分

右件藥同研令細少々傅之

万全方小兒初生口中有物脹起有着頰裏及上齶者名重齶有着齒齗上者名重斷皆刺去血汁

右用蛇退皮燒灰細研傅之

万全又方

右用田中蜂房燒灰細研傅之

万全又方

右用焰（炲）煤水調塗之　三方皆與聖惠同

初生口中有蟲第十

外臺秘要刘氏療小兒喫妳不穩三日至七日以来覓壯熱顏色赤又鼻孔黃即恐作撮口又孩子牙關裏有蟲似蝸牛亦似黃頭白蚌螺若方

右燒竹取瀝半合少許牛黃與吃即便差

外臺刘氏又方

右取猪肉少許拭口、即引虫出、或自消便差、

初生着噤第十一 犯風噤附

巢氏病源小兒噤候、小兒初生、口裏忽結聚、生於舌上、如黍粟大、令兒不能取乳、名之曰噤、此由在胎時熱、入兒藏、心氣偏受熱故也、

聖惠論凡、初生兒須防三病、一曰撮口、二曰着噤、三曰臍風、皆是急病、就中着噤尤甚、過一臘方免此厄、但看若牙關緊急、喫乳不穩、

啼声漸小、口吐涎沫、是着噤、常人見大小便皆通、以為冷熱所得、殊不知病在喉舌之間、擾狀亦極重矣、善救療者、十不得三四、但將護法防於事先、則必無此患、

聖恵又云、夫小兒初生口噤、此由在胎之時、熱入兒心脾、心脾偏受於熱、故令口噤也、者也、

千金治噤、赤者心噤、白者肺噤方、

右用鷄屎白棗大、綿裹、以水一合、煮二沸、分再服、聖恵治口噤方同、用如豆大三枚、以水下、

千金、治小兒口噤方、

鹿角粉 大豆末

右二味等分、和乳塗上飲兒、

千金又方

右用驢乳猪乳各二升、合煎得一升五合、

服如杏仁許三四服差、

千金、治小兒口噤、不能乳方、

右用雀屎四枚末之、着乳頭上飲兒、々大

十枚、

外臺、治小兒初生、口噤不開、不收乳方、

右用赤足蜈蚣半枚，去足，炙令焦，末研之，綿節以豬乳二合和之，三四服，分與之，差，聖惠及圖經同。

外臺，崔氏，又兒着口噤，体熱者方，

右晙竹瀝二合，分四五服之，兵部手集聖惠同。

外臺，古今錄驗，療小兒着噤，其病在咽中，如麻豆許，令兒吐沫，不能乳哺方，

右取水銀如黍米大，與服，覓病無早晚，水銀下咽便愈，以意量之，不過小麻子許，聖惠同。

食療治孩子口噤方、

右以蛇莓研取汁、灌口中、死亦再活、蛇莓生下湿處、茎端三葉、花黄子赤、似覆盆子、

簡要濟衆、治小兒口噤方、

右以晩蚕蛾二枚、炙令黄、為末、蜜和、傅兒口唇内、

聖恵治小兒着口噤方、

右刮却上齶白燦了、取雀兒飯甕子并虫細研、和妳汁、綿濾點口中、及塗两頰齒斷上齶舌上下、

聖惠又方、

石用新烏驢糞挨取汁、塗口中、哄亦無妨、

聖惠又方、

右用川椒一大兩、捜麵裹、爲三角角樣、燒令黄熟、以綿蓋兒口、搯去尖、如筋頭許大、使椒氣入口即效、如未覺、即可作兩三枚時用、一角氣力即盛、

聖惠又方、

看兒上齶有白點子、火急以指甲刮却、仍燒胡粉紙燭子焌之差、

聖惠治初生兒口噤不開、舌不能吮乳方、

蜘蛛一枚、去足及口、炙令焦、細研、 猪乳

右以猪乳和上件散、分為三服、徐々灌之、

神妙、

聖惠又方、

右用牛口齝草、取絞汁、塗上差、

聖惠又方、

右用白牛尿取塗口中差、

聖惠又方、

右用東行牛口沫、取塗兒口及額上、即便

效、

聖惠又方、

右用葛蔓燒灰細研、以一字和乳汁點口中即差、

張渙治小兒口噤、立聖散方、

乾蝎梢七个爲末　膩粉末一錢　乾蜘蛛一个去口足先以新竹於火上炙、取竹油壹蜆殼許乃竹瀝也、浸蜘蛛一宿、炙令焦、取末、

右件並同研令極細、每服一字、用乳汁調、時々滴口中、

萬全方、治小兒着口噤、

右凡遇兒初飲乳後，以髮纏指，沾清水點拭了，看齒根上，有黃筋兩條，便以蒂刀子割斷，點豬乳便差，如兒口難開，但先點豬乳自開。

秘要指迷，治小兒生下一月日內，牙關緊急，不能飲乳口噤方，

右用木梳，先於懷内令暖，却於耳門尖下腌一七次，其病即安。

張氏家傳，治新生兒口噤方。

蜈蚣全一枚　蝎梢七个　鵬砂

朱砂各三銖　梅花腦　射香各一銖

右件入乳鉢研，嬰兒口噤，以乳母唾調塗口唇四畔，并牙関後，小兒以舌攪藥即是安，如有一切急驚，生姜客水調一字服，

附犯風噤方

茅先生　小兒生一百二十日内，有犯風噤候，口噤眼閉，啼声漸小，吃奶不便，吐出白沫，此候為兒在胎，未見日月，先受此病，本因母受胎有疾，故受毒氣生來，血氣未調，又被風邪所擊，故有如此候，所治者先下奪命散，與吐

風涎，方見急慢風門中。後下醒脾散，有二方，見胃氣不和門中，一方見慢脾風門中。夾匀氣散與服，方見胃氣不和門中。又下雄朱散，方見驚癇門中。夾朱砂膏，方見驚積門中。常服即愈。如見手把拳，噤口不開，死之候。

初生有鵝口第十二

巢氏病源：小兒鵝口候，小兒初生，口裏白屑起，乃至舌上生瘡，如鵞之口裏，世謂之鵞口。此由在胎時受穀氣盛，心脾熱氣熏發於口故也。

千金論曰：凡小兒初出腹，有鵞口者，其舌上有白屑如米，劇者鼻外外一作中亦有之，此由兒在胞胎中受穀氣盛故也，或妊娠時，嗜糯米，使之。

茅先生論：小兒生下有喉痺木舌鵞口候，喉中忽壅一塊肉瘤閉却喉，此為喉痺；及身大熱舌硬都不轉，得為木舌；口更開殊不合，滿口都黃如膏，此名鵞口。此三箇候，皆因熱甚生風，風盛壅熱毒，至此為實積實熱得此候。所治者，先用積實牛黃丸，方見實熱門中微與通吐惡涎，後用勻氣散，方見胃氣不和門中然用天竺黄散，

隔當作膈

方見寶熱門中、夾牛黄膏、方見隔熱門中、與脈即愈、如見喉內加空響似鋸、及眼視面青黑不下妳食死候、

葛氏附後、治新生出腹鵞口方、

右以髮纏筋沾井華水拭之三日、一如此便脫去、不脫可煮栗荴汁令濃、以綿纏筋拭、云如春夏無栗荴、栗木皮亦得、

用井華水法千金作栗荴、治法皆與葛氏同、

後徐王神效方、治小兒鵝口噤、

朱砂末各半分

右二物合研極細，傅舌上，藥烈，唯薄々傅之，日三，以冷水洗舌，以髮拭白垢也。外臺秘要同方

千金治小兒鵞口，不能飲乳方

右用鵝屎汁，瀝兒口中。聖惠取白鵞糞以水絞取汁。

千金又方，

右用黍米汁塗之。子母秘錄，用黍米汁。

千金又方

右用取小兒父母亂髮，淨洗，纏桃枝，沾取井華水，東向向日，以髮拭口中，得口中白

乳、以置水中七遍漉洗、三朝作之。聖惠云、以指纏乱髮、蘸温水拭之、三日勿絶、效矣、

簡要濟衆、治小兒鵝口方、

右用馬牙硝細研、於舌上摻之、日三五度、聖惠云、調於舌下塗之、

子母秘録、小兒鵞口方、

右用桑白皮汁、和胡粉傅之、

子母秘録、小兒鵝口不乳方、

右用雞膍黄皮燒末、乳和服、

小兒鵝口方

右用柘根淨洗，細剉五升，無根只以弓材亦佳，水一斗煮取二升，去滓，更煎取五合，頻々拭齒口即差。

張渙嬰兒初生七日內胎毒者，其舌上有白屑如米，連舌上下有膜如石榴子大，令兒語不發，如鵞口狀，名曰鵝口，保命散方，

朱砂（研細，水飛，令乾）　白礬（燒灰，各一分）　馬牙硝（半兩，細研）

右同再研細，每服一字，取白鵞糞，以水攪，取汁調塗舌上齶頰內，未用藥時，先以手指纏乱髮，揩拭舌上垢，然後使藥傳之。

孔氏家傳、治小兒鵞口方、

右以桑汁用新綿惹之、曰華子、用桑東行根研汁

初生有木舌第十三

聖惠論、夫脾脉絡於舌、舌者心之候、若藏腑壅滞、心脾積熱、邪熱之氣、隨脉上衝於舌本、則令舌腫脹、漸々麁大、若不早療、滿塞口中、故謂之木舌、小兒尤多斯疾也、

云夫小兒木舌、其狀舌漸麁大、若舌大滿口、當塞殺兒也、

仙人水鑑、小兒百日内、口中有木舌方、

木舌要可待黄葵、更入鈆牙兩相知、黄丹也、

點之七遍立便可、神方不暇藥多期、

聖惠治小兒木舌方、

右以鯉魚切作片子、貼於舌上效、

聖惠又方、

右用炲煤醋和、塗舌上、當脱涎膜、又塗之、以涎膜盡舌如故即止、

聖惠又方

紫雪一分　竹瀝半合

右研紫雪為末、用竹瀝調下一字、日三五

服、

聖惠又方、

衣中白魚伍枚 川朴消一分 塩少許

右件藥搗、細羅為散、少々傳之、

聖惠治心脾熱毒生木舌、腫滿妨悶、宜服大黄散方、

川大黄乙两剉碎微炒 射干

川升麻 元参

絡石 木通剉

甘草炙微赤剉、已上各三分、

右件藥搗篩為散，每服五錢，以水一大盞，煎至五分，去滓，不計時候溫服。

聖惠治心脾壅熱，生木舌腫脹，宜服元參散方：

元參　川升麻　川大黃（剉碎，微炒）　犀角屑（各二分）　甘草（炙微赤，剉半兩）

右件藥搗篩為散，每服三錢，以水一中盞，煎至五分，去滓，不計時候溫服。

聖惠治木舌熱腫漸大滿口，宜含馬牙硝丸方：

馬牙硝三分細研　川大黃剉碎微炒　太陰元精石

鉛霜　麝香各細研　寒水石各半兩

甘草一分炙微赤剉

右件藥，擣羅為末，入研了藥令勻，鋉蜜和

丸如小彈子大，當含一丸嚥津。

聖惠治熱毒攻心脾，致生木舌，腫痛無兼咽候

不利，射干散方。

射干　川升麻　木通剉

馬藺微炒　甘草炙微赤剉　漏蘆已上各三分

當歸　川大黃剉碎微炒　桂心各半兩

右件藥擣篩為散，每服五錢，以水一大盞，
煎至五分，去滓，不計時候溫服。

聖惠又方

犀角（屑） 黃芩 木通（剉，各一兩半）
漏蘆 川升麻 麥門冬（去心）
羚羊角（屑，各一兩）

右件藥擣篩為散，每散五錢，以水一大盞，
煎至五分，去滓，不計時候溫服。

養生必用治木舌方

大青患魚胆（此方謂之青患，亦云謂孚魚，似鯉魚頭尖鱗青黑，身秋長，

按本草青魚大者謂鱒魚，依之觀之，要當婁字誤）

用胆乙枚，入五銖錢乙文，在胆內綿扎定外面，墨塗三次，掛梁上陰乾，

右每用少許，冷水化開服，

張渙川消散治小兒木舌方

川朴硝半兩　紫雪乙分　塩半分

右件研勻細，每服半錢，入竹瀝三兩，點白湯調塗舌上，嚥津無妨，

初生有掇口第十四

論曰，小兒初生腠骨肉未斂，肌肉猶是血也，血凝乃能成肌肉耳，其血沮敗，不成肌肉，則使面目繞鼻口左右悉黃，而啼閉目聚

口撮面、口中乾燥、四肢不能伸縮者、皆是血脉不斂也、喜不肯、若有如此者、皆宜與龍胆湯也、

聖惠論、凡初生兒、須防三病、一曰撮口、二曰着噤、三曰臍風、皆是急病、就中撮口尤甚、過一臘方免此厄、但看面赤喘急、啼声不出者是也、撮口狀候已重、善救療者、十不得四五、但依将護法、防於事先、則必無此患矣、

聖惠又云、小兒撮口者、由在母胞中、挾於風熱、兒生之後、氣血未調、或洗浴當風、襁袍失

度一臘之內，遂有斯疾，但看面赤，啼声不出，哺乳艱難，即是撮口，若過一臘，方免此厄，最為急疾，宜速療之。

茅先生小兒中撮口候，一來因在胞中受熱毒，又因在母胞挾於風熱，又因兒生之後，氣血未就，洗浴當風，有賊風吹着，故受此症，是為惡候。

漢東王先生家寶臍風證候云，孩兒生下三四日之間，有臍風撮口者，蓋因生下之時，坐婆不諳看掌，剪臍帶不定，動傷臍帶，外風入

臍故、有臍風撮口下乳不得、其候面青、啼声不出、唇青撮口、若口出白沫、四肢逆冷、此是惡候、

張渙云、嬰孩胎氣挾熱、亦因母有邪熱傳染、或生下洗浴當風、襁褓失度、致令嬰兒啼声不出、乳哺艱難、名曰撮口不開、病七日之內尤甚、

飛仙論小兒生下、有臍風撮口者、多是剪臍帶、有所傷動、被賊風入臍、撮口不開、下乳不得、其候面青哭声不出、多撮唇口、若是吐出

白沫、四肢覺冷必死、

小兒宮氣方、治小兒撮口、

右用白姜蚕二枚為末、以蜜和、傅於小兒口內、即差、

子母秘錄、治小兒撮口病、但看舌上有瘡如粟米大是也、

右用蜈蚣取汁刮破指甲、研傅兩頭內口中、如無生者、乾者亦得、

陳藏器治小兒撮口方、

右先剺小兒口傍令見血、碎雀屎取汁塗

之。又產育時，若開諸物不令閉，多使兒患撮口。

聖惠：治小兒新生發噤撮口，候宜服鈎藤散方。

鈎藤　川升麻　黄芩各半兩

蜣螂二枚，去翅足，微炒。

右件藥擣細羅為散。每服一錢，以水一小盞，入芦根一分，煎至四分，去滓，徐徐溫餵之。

聖惠：治孩子風熱撮口，神效方。

白米五十粒　朴硝　豉三十粒
甘草生切　葱白各一寸
右以童子小便一中盞、煎取三合、兒初生未吃奶前、便以綿濡點藥口中二七滴、迄巡兒腹中轉、即利出臍糞、然後與奶吃、至七日已來、每日滴三七滴、永無撮口、極經效方、

聖惠、治撮口當兩乳中高下平、以線量灸之三壯、起死、仍用後方、
烏驢乳一兩合　東引槐枝十枚、各長三寸、

右以煻大煨槐枝入火一半看不煨頭津出即取拭却內於乳中浸須臾便以槐枝點乳於口中大驗

聖惠治小兒胎熱撮口方

牛黃細研一錢 竹瀝乙合

右件藥調令勻時時與少許服之

聖惠又方

蝸牛子十枚去殼細研如泥 蒔蘿末半分

右件藥同研令勻用妳汁和塗於口畔立差

聖惠又方

射香　朱砂各乙分研

蛇蜕乙尺細切微炒

右件藥、都細研如粉、每用半字、以津調兒口唇上、日五七上用之、

聖惠、治小兒撮口、及發噤方、

右用生甘草一分細剉、以水一小盞、煎至六分、去滓微溫、與兒服之、令吐出痰涎、後以猪乳點口中即差、

聖惠又方、

右用壁魚子、細研作末、每服少許、令兒吮之、

聖惠又方、

右用鼠婦出絞取汁、與兒少許服之、

聖惠又方、

赤足蜈蚣一枚 雀兒飯甕子五个、不開口者、

右和、燒為灰、細研、每服以粥飲調下二字、

聖惠又方、

右用初生豆芽爛研、以乳汁調與兒吃、或生研絞取汁少許與服亦得、

聖惠又方

右用晚蚕蛾三枚炙黄、研為末、和嚙塗口、即效、若儿兒患毒、必須防吐、用油麻一小升去皮、研絞汁二合、已来、用甘草半寸炙為末、和油微暖、日為五服、嬰孺方、共聖惠壁魚方、以下諸方皆同治撮口、

聖惠又方、

右用蝸牛子五枚、去殼取汁、塗口上、以差即止、

聖惠又方

右用棘科上雀兒飯甕子未開口者，取甕子内物和妳汁，研灌之。

聖惠又方

右用栢白皮，穿作小孔子，安於臍上，以艾炷入栢皮孔中灸之，即差。

漢東王先生家寶，治嬰兒因剪臍，傷於外風致唇青撮口，口出白沫，神妙定命散方

赤脚蜈蚣半条，酒炙令乾　射香少許，别研

川烏頭尖三个，生

右為末，同麝香研極細，每服半字，煎金銀薄

荷湯調下、

張渙急風散治撮口、

蛇蜕皮微炒　乾蝎梢　鈎藤各乙分

已上搗羅為細末、次用

準繩引張渙　真牛黄、研極細、

右件都拌勻、再研為細末、每服一字、取竹瀝一兩點、同乳汁調、

初生中臍風第十五

聖惠論、夫小兒臍風者、由斷臍後、為水濕所

餮當作餐

傷、或水在胞衣之中、乳母不覺濕氣傷於臍中、亦因其解脫風冷所乘、遂令兒四肢不利、臍腫多啼、不能乳哺、若不急療、遂致危殆者也、

茅先生、小兒生下三臘、有中臍風候、腹臍腫滿、口撮身熱不太故乳哺、此候因母受胎時、好吃豬雞酒麵、恣情餮啜、遂流熱毒、聚在胞中、芽兒飲母熱、血脈五藏未成就、故受風邪而得、若生下腹腫滿、所治者、先以朱砂膏、方見驚積門中、用嘧化妳上吮下、然後用豆豉膏、方見本門

中、塗臍下四邊十日之中、下六服朱砂膏、其疾方愈、如見臍四邊黑、口撮不開、此為内搐、不可治之、不在用藥、爪甲黑當日死、

茅先生小兒中臍風、本因在胎受風熱、又因封臍後水湿所傷、便是惡候、

聖惠方小兒臍病候、古方小兒有臍風候、有臍濕候、有臍瘡候、三者皆因斷臍之後、為風湿所傷而成疾也、夫風入臍、令兒四肢不利、多啼不能乳哺、謂之臍風、其中濕令臍腫湿、經久不乾、謂之臍湿、其風濕相搏、令臍生瘡、

久而不差、謂之臍瘡、三者有一不已、則入於經脈、多變為癇、其已成癇者、作痛癇治之、

聖惠小兒初生至七日已來、臍風腫欲落、封臍雄鼠糞散方、

雄鼠糞七枚、微炒 胡粉半兩 大棗三分、去核

錦帛灰 射香細研、各一分

右件藥、搗研為散、看臍欲落不落、即用藥以傅之、所以不令風入故也、

聖惠治孩子纔生下、斷了臍便傅此散、冀免一臘內臍風撮口方、

亂髮鷄子大、燒令煙欲斷不斷、即堪用、 蜈蚣一寸許、燒灰、

羚羊角燒灰、一兩、 射香一小豆大

雀兒飯瓮子三枚

右件藥相和、細研令勻、割劑了、便用傅及效、

聖惠又方、

右以瓜蒂燒灰研傅之、良、

茅先生小兒貼顖風、豆豉膏方、

豆豉 天南星 白斂

赤小豆各半兩

右為末、每服二大錢、用芭蕉自然汁調塗臍四邊、一日只一次調塗、兩日兩次塗、即安樂、說在前

良方、治襁中小兒臍風撮口法、每視小兒上下斷當口中心處、若有白色如江豆大、此病發之候也、急以指爪止當中掐之、自外達內、掐令匝、微血出亦不妨、又於白處兩畫頭、亦依此掐令內外斷、只掐令氣脉斷、不必破肉、指甲勿令大銛、恐傷兒甚、予為河北察訪使日、到趙郡、有老人來獻此法

云、篤老惜此法將不傳、願以濟人、詢之趙人云、此翁生平手救千條兒矣、環起數邑人皆就此翁治、手皆愈、

吉氏家傳、治臍風撮口、

金頭蜈蚣一ヶ 青州蝎稍四ヶ 白僵蚕七ヶ 瞿麦二字

右為末、用一字許吹鼻内、啼時可医、更用薄荷水、下一字在口、

初生臍爛濕芽十六 氣臍海 破臍消

聖惠論曰、夫小兒臍湿者、亦由断臍之後、洗

浴傷於濕氣、水入臍中、致令腫濕、經久不乾
也、凡斷臍後、便多着艾厚裹、不得令兒尿濕
着臍、切須慎之、往々中濕致腫、至百日已後、
不可不差也、

嬰孺論曰、凡兒尿清者冷、與臍中水同、此當
令兒腹中疼痛、夭糾呼啼、面目青黑、此臍令
至腫者、當看臍腫輕重、重者便即灸之、八九
十壯、輕者臍不大腫者、但出汗時啼呼者、擣
當歸胡粉末傅之、仍灸粉絮、日日熨之、或至
一日乃差、以啼呼止為候、

顱顖治孩子臍中不乾、

白凡一分煅過　龍骨一分

右為末、入射香少許、每使拭臍乾用怕、聖惠方同、不用射香、

千金治小兒臍汁出不止、兼赤腫、白石脂散方、

右用白石脂細研、熬令微暖、以粉臍瘡、日三四度、

外臺古今錄驗療小兒風臍汁出、甘草散方、

甘草炙　螻蛄熬、各三分

右二味擣散以安臍中差止甚妙

外臺古今錄驗療小兒臍汁不差黃蘗黑散方

黃蘗炙乙兩　釜底墨四分

右二味擣和作散以粉臍中即差

外臺古今錄驗療小兒臍着濕暖鹽豉熨方

右用鹽豉等分擣作餅如錢許安新瓦上炙令熱用熨臍上差止亦用黃蘗末以粉之妙

外臺備急治小兒臍赤腫方

杏仁二分、熬令紫色、 猪牙車骨中髓

右二味、先研杏仁、入此髓和令調、塗之臍上、千金同、

外臺、備用急治兒生過月臍汁出方、

右用絳帛燒灰、研、傅臍中、千金同、

姚和衆治小兒臍腫方、

右用桂心炙令熱熨之、日可四五度、

子母秘錄、小兒臍風濕腫、久不差方、

右用蜂房燒灰末、傅之、

子母秘錄治小兒臍赤腫方、

右用杏仁杵如脂，掌中相和，傅臍上。

聖惠治小兒臍腫濕久不差，封臍散方，

胡粉一分 雄鼠糞七枚，燒灰

甑帶乙圍，燒灰 干姜灰 錦帛灰

白石脂各半兩

右件藥相和，細研，如麝香末一錢，看臍歇落不落，即封臍，便差，如未患傅之即終不患，燒藥時不得令有別灰也。

聖惠治小兒臍濕腫，逾月不止方，

乾蝦蟆 皂莢 白礬並燒灰，各一分

右件藥、細研令勻、少少傅臍中、

聖惠、治小兒臍中赤腫、汁出不止方、

蝦蟆　牡礪各一枚

右件藥、並燒為灰、細研如粉、每取小許傅臍中、日三兩上、即差、

聖惠、治小兒臍濕不乾方、

白凡燒灰　龍骨各一分

右件藥細研、傅臍中、取差為度、顱顖經、漢東王先生方同、皆有麝香少許、

聖惠又方、

右用白凡燒灰細研傅之。

茅先生：治小兒臍常濕不乾方。

右用蚕退燒灰，入輕粉，乾貼。

錢乙：蘗墨散，治小兒斷臍後，為水濕所傷，或綳袍濕氣，傷於臍中，或解脫風冷所乘，故令小兒四肢不和，臍腫，多啼不能乳哺，宜速療之。

黄蘗（剉）　釜下墨煤　乱髮（燒，各等分）

右為細末，每用少許傅之。

漢東王先生家宝：治嬰兒因剪臍傷於外風

故臍瘡不干方、

右以綿不拘多少、燒灰舊綿亦佳、為末、每用少許乾摻之、

張渙嬰兒臍瘡腫濕、經久不差、若至百日、即危急方、

胡粉細研　干姜燒灰細研

白石脂燒存性、細研、各一分、

右件同再研、用藥一字至半錢、傅臍中、時々用、

良方治小兒臍久不乾、出膿赤腫、及清水出、

右用當歸焙乾為末、研細、著臍中、頻用自差、予家小兒常病臍濕五十餘日、貼他藥皆不差、聖惠有十餘方、從上試之、至此方一傳而乾、後因尿濕瘡復病、又一貼愈、

莊氏家傳小兒患氣臍、臍大如栗、虛腫而軟痛、

右用竹瀝塗之、日數上、自消、

莊氏家傳治嬰兒襁縛尿濕淹破

右用屋爛草為末、頻摻效、

聖惠灸法、小兒臍腫、灸腰後對臍骨節間三

壯炷如小麥大

初生有臍瘡第十七

巢氏病源小兒臍瘡候臍瘡由初生斷臍洗浴不即拭燥濕氣在臍中因解脫遇風風濕相搏故臍瘡久不差也臍瘡不差風氣入傷經脉則變為癎也

葛氏肘後治風臍及臍瘡久不差方

右用乾蝦蟇燒為灰傅之日三四佳千金翼臍有汁亦用此方見衆臍法

千金治小兒臍中生瘡方

右用桑汁傳乳上、使兒飲之。

千金又云、

右用羖羊乳及血、令飲之。

千金又云、治小兒風臍、遂作惡瘡、歷年不差。

汁出不止方、

右燒蒼耳子粉之。

千金又方、

右用乾蠐螬虫末粉之、不過三四度差。

千金治小兒臍不合方、

右用大車轄脂燒灰、日二傳之。

千金治小兒臍中生瘡方

右用甑帶燒灰和膏傅之

子母秘錄小兒臍瘡不合方

右用黄檗末塗之

聖惠治小兒臍瘡久不差方

乾蝦蟆一兩燒灰　白礬一分燒灰

右件藥合研令細以傅臍中

聖惠又方

黄連末　胡粉各半兩

右件藥合研令細以傅臍中

聖惠又方、
右用馬齒莧曝乾為末、傅之、
聖惠又方、
右用龍骨燒、細研為末、傅之、
聖惠又方、
右用香致炒令黄焦、擣羅為末、傅之、
聖惠又方、
右用伏龍肝細研傅之、
嬰孺嬰兒臍瘡不差、風氣傳於經絡、変為癇疾者、宜急用金黄散方、

川黄連一分、別為末、　　胡粉別研、

龍骨燒灰別研、各五錢、

右件同再研為細末、每用少許、傅臍中、時時用、

幼幼新書卷第五

幼幼新書

六

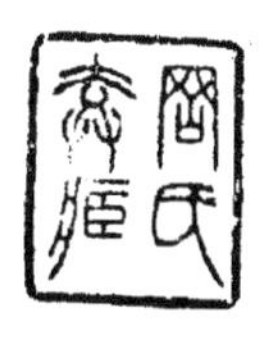

幼幼新書卷第六 稟受諸疾 凡十九門

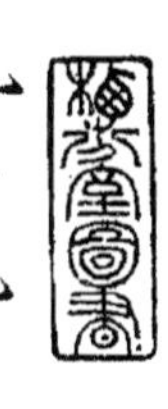

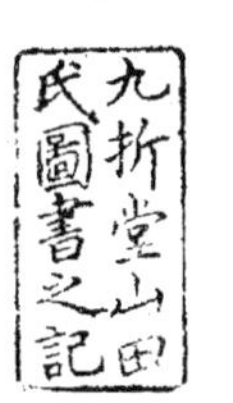

解顱第一

顖不合第二

顖填第三

顖陷第四

滯頤第五 小兒口中涎出漬於頤下

齒不生第六

髮不生第七

髮黃第八

虫胞第九 謂胎中頭生瘡其瘡有虫

鶴節第十
手拳不展第十一
脚拳不展第十二
語吃第十三
通睛第十四俗呼鬭睛
惛塞第十五
行遲第十六
語遲第十七
龜胸第十八
龜背第十九

解顱第一

巢氏病源小兒解顱候解顱者其狀小兒年大顱應合而不合頭縫開解是也由腎之氣不成故也腎主骨髓而腦為髓海腎氣不成則髓腦不足不能結成故頭顱開解也

嬰童寶鑑小兒容風傷腑即顱骨解顱大

万全方小兒頭病方論小兒有解顱候有顖不合候有顖陷候此三者大同而小異也解顱者謂小兒年長而頭顱開解也大

腎主骨、今骨不合、頭縫開解、此腎氣不成故也、其顖不合、其顖陷、雖因藏腑有熱、々氣上衝、致顖或不合或陷、然亦本於腎氣不足也、

玉訣小兒胃氣所傷候歌、

解顱鶴膝腑傷風、顖腫因驚胃氣攻、
語澁行遲胎氣促、筋拳瞪目是肝風、

此患當先行風氣、利鬲下涎、次和藏腑、即無悮也、

葛氏肘後方、治小兒解顱、

雙足骨白斂等分細末，乳汁和塗上，乾又傅。

千金治小兒解顱方，熬蛇蜕皮末之，和猪頰車中髓，傅頂上，日三四度。

千金又方，猪牙頰車髓，傅顖上，差。

千金治小兒腦長解顱，不合，羸瘦色黄，至四五歲不能行，半夏熨方。

半夏湯洗七遍　生姜　芎藭各一兩

細辛三兩　桂心一尺　烏頭去皮臍，十枚

右六味㕮咀，以醇苦酒五升漬之，晬時，煮三沸，絞去滓，以綿一片浸藥中，適寒溫，以熨顖上，冷更溫之，復熨如前，朝暮各三四熨，乃止，二十日愈。嬰孺方只五味，無生姜，又不用苦酒。

千金：治小兒解顱，三物細辛傅方。

細辛　桂心各半兩　干姜炮，十八銖

右末之，以乳汁和，傅顱上，乾復傅之，兒面赤即愈。

簡要濟衆、治小兒解顱不合、驢蹄不許多少燒灰研、以生油和、傅於頭縫骨上、以差爲度、

聖惠治小兒解顱顖大、身有痼熱、頭汗出、腹脹、咳嗽上氣肩息、脛蹇足交、三歲不行、皆治之、鍾乳丸方、

鍾乳粉　防風去芦頭　熟乾地黄

牛黄細研　甘草炙　漆化嬰孺方、以烘一味爲犲、漆盖五加皮也、

右各一分、擣羅爲末、入研了藥更研令

匀、以犬腦髓和丸、如麻子大、每服以粥飲下三丸、早晨午間日晚各一服、量兒大小、以意加減、

聖惠治小兒顱骨開、宜塗白及散方、

白及　細辛　防風去芦頭

栢子仁

右各一分、擣細羅為散、以乳汁調塗兒顱骨上、日再用之、

嬰孺方、治小兒腦長、喜搖頭、解顱、狗腦丸方、

狗腦一箇　犲漆五加皮也　甘草炙
白术　防風　鍾乳石
干地黃各一分　牛黃二分
右以地狗腦丸小豆大，一歲飲下二丸，日再，未知加之，又云，兒顖常令煖，冷即病死，

嬰孺方，小兒錮顖藥，使腦不長，

芍藥粉

右取黃雌鷄，臨兒顖上刺其冠，以血滴顖上，血上以芍藥粉傅之，使血不見，一

日立差、

嬰孺方、治小兒解顱顖大身羸、汗出、肺脹咳上氣、三五歲不行、狗腦丸方、

甘草 炙　地黃 各三分　防風

白朮 各二分　鍾乳粉　牛黃 各二銖

右為末、狗腦丸如小豆大、二歲飲服七丸、日再、稍加之、

張渙嬰兒頭骨應合而不合、頭縫開解、名曰解顱、宜用玉乳丹方、

鍾乳粉 依古法製煉者　柏子仁 別研

熟乾地黄（依法蒸焙者）　當歸（洗焙乾各半兩）

防風（剉）　補骨脂（淨揀炒各一兩）

或加黄耆茯苓。

右件除別研者，碾為細末，次入鍾乳粉等拌匀，鍊蜜和如黍米大，每服十粒，煎茴香湯下，乳食前。

万全方，治小兒解顱顖大，身有痼熱，頭汗出，腹脹，咳嗽上氣，肩息，痓蹇足交，三歲不行，皆治之，磁石丸。

磁石（火煅，醋淬七遍，細研飛過）　防風（去蘆頭）

熟乾地黄　牛黄研入　甘草炙

乾漆炒令烟出已上各一分

右擣羅為末，入研子藥，更同研勻，以犬腦髓和，丸如麻子大，每服三丸，粥飲下，平晨、午間、日晚各一服，量兒大小，以意加減。

長沙医者丁時發傳，治小兒解顱，虎骨方：

虎骨　敗龜板　不灰木

乳香各半兩

右為末，用生猪血，於手心内調塗在頭

縫開處、以舊綿子包裹七日、第八日以葱湯水洗去前藥、再用此藥塗之、經年者已減一分、又歇三日、方再用藥塗之

又服參苓散、

人參　茯苓　白附子炮

羌活　甘草炙　芍藥

白朮水煮各一分　犀角屑　京芎

藿香後三味減乙半

右為末、每服半錢、水一盞、用少金銀同薄荷三葉煎至三分、溫服、通驚氣、

顱不合第二

聖惠夫小兒顱不合者此乃氣血少弱骨本不榮故也皆由腎氣未成肝肺有熱壅熱之氣上衝於腦遂令頭髮乾枯骨髓不足故令顱不合也

錢乙論解顱六年大而顱不合腎氣不成也長必少笑更有目白睛多㿠白色瘦者多愁少喜也餘見腎虛

千金治小兒顱門不合方

防風一兩半　柏子仁　白及各一兩

右三味末之，以乳和傳顖上，十日知，二十日愈，日一。

嬰孺方：狗腦丸，治小兒三歲不行，腦長顖大，頭汗出，有熱，足燥脛交方：

鍾乳石　乾地黄　甘草　材漆（五加皮也）　防風（各等分）

右為末，狗腦丸如小豆大，飲下二丸，日進三服，夜二服。

嬰孺方：治小兒顖開不合方：

防風（六分）　白及（半分）　梔子（二分）

右為末，以乳汁溶和塗顖上，日一度。

嬰孺方：小兒顖開令合方。

防風六分　白及二分

右為末，乳和塗顖上，日十度，以知為度。二十日當合。

錢乙治顖開不合，鼻塞不通。

天南星大者，微炮去皮，為細末，淡醋調塗緋帛上，貼顖上，火炙手頻熨之。

張渙嬰兒解顱，顖不合，顖填顖陷，下不平，皆由腎經虛熱，宜用封顖散方。

蛇蛻皮一兩，燒灰細研 防風 川大黄温紙裹火煨存性

白及各半兩

右件碾爲細末，入青黛半兩，同研勻，每用半錢，以猪胆汁調勻，用一紙顖子攤之，四邊回各留少白紙，用淡醋出麺糊貼顖上不住，以温水潤動，一伏時换。

莊氏家傳方，治腦縫不合。

山茵陳一兩 車前子 百合各半兩

右爲末，用烏牛乳汁調，塗脚及腦縫上，用帛子裹頭，三日一换，五上必效。

王氏手集封顖散方、治顖開不合、頭縫開張、顖開時臨、咳嗽鼻塞、

栢子仁　防風　天南星各四兩

右為細末、每用一錢、以猪胆汁調勻、稀稠得所、攤在緋絹帛上、看顖子大小、剪貼一日一換、不得令乾、時々以湯潤動、

至惠、小兒顖開不合、灸臍上臍下各五分二穴、各三壯、灸瘡未合、顖開先合、炷如小麦大、

顖填第三

巢氏病源小兒顖填候、小兒顖填由乳哺不時、飢飽不節、或熱或寒、乘於脾胃、致腑藏不調、其氣上衝所為也、其狀顖張如物填其上、汗出、毛髮黄而短者是也、若寒氣上衝即牢鞕、（音昂、復頭也、腫使如復頭迭起、）熱氣上衝即柔軟、又小兒脇下有積、又氣滿而体熱、熱氣乘於藏、々氣上衝於腦顖、亦致顖填、又欬且啼、而氣乘藏上衝、亦病之、啼甚久、其氣未定、因而乳之、亦令顖填、所以然者、方啼之時、陰陽氣逆上衝故也、

石壁經、三十六種積熱、顖虛膧候歌、

積聚脾中熱不通、致令面赤口唇紅、
背高夜嗽多填脹、休使流傳肺有風、
喉裏作声涎上壅、顖門膧起熱來衝、
但數涼膈安灵府、能使三朝速有功、

積有冷熱、皆能作膧、冷則糞白或酸、臭氣衝人、亦有虫出、其食物皆不能化、腹脹滿而多困、喉中亦鳴也、熱則使多瀉、其糞赤色、面亦黄赤、口内臭氣、亦虫出、各看其証候調治、且須分水穀、去積并調氣、冷則温脾胃熱則去其熱，化涎止渴。顖陷則冷也。膧則熱也。風髓經此候歌括一同。有注云，宜與金華散。

石壁經三十六種積熱顖虛膧候云：此候宜將時氣門中三十六種除濕散，濃煎桑白皮湯下。

小兒形症論四十八候積熱顖虛膧歌一同，後云：此候師熱生風，涎鳴顖膧，將白丁香膏一二服，或南星丸一二服便退。

秘要指迷論方：凡小兒生下一月日内，或顖門膧，此乃受胎熱氣，即用黃蘗膏塗於

足心湧泉穴、如陷即用半夏膏塗手心、此
乃嬰兒臂流受冷氣邪干心、致令病生、黄蘗半夏皆為末、皆冷水調貼、

顖陷第四

巢氏病源小兒顖陷候、此謂顖陷下不平也、由腸内有熱、々氣熏藏、々熱即渴引飲、而小兒洩利者、即腑藏血氣虛弱、不能上衝髓腦、故顖陷也、

聖惠、治小兒藏腑壅熱、氣血不榮、致顖陷不平者、生干地黄方、

生干地黄二兩 烏雞骨一兩塗醋炙令黃

右件藥擣細羅為末不計時候以粥飲調下半錢

聖惠治小兒顖陷方

右取猪牙車骨髓煎如膏塗顖上良

聖惠又方

右以狗頭骨炙令黃擣羅為末以雞子清調塗之

聖惠又方

右以天靈蓋炙令黃擣羅為末以生油

塗調之、

千金小兒顖陷、灸臍上下各半寸、及鳩尾骨端、又足太陰各一壯、

滯頤第五

巢氏病源小兒滯頤候、滯頤之病、是小兒多涎唾流出、漬於頤下、此由脾冷液多故也、脾之液為涎、脾氣冷不能收制其津液、故冷涎流出、滯積於頤也、

五關貫真珠囊、小兒滯頤疾候、滯頤疾者、涎流口邊無時、此即因風冷入

脾胃故令涎水常流、

惠濟方小兒滯頤候歌、宜葱湯丸、取用銀白丸補、

滯頤為患本因傷、溜出清涎口角傍、此患脾虛寒胃口、愚夫却道破涎囊、終朝服藥全無效、夜卧流涎亦汗床、洗肺更宜溫胃口、脾元一壯自安康、

千金治小兒口中涎出方、

以白羊肉口中、

千金又方、

以東行牛口中沫塗口中及頤上、

千金又方，

桑白汁塗之差。

張渙小兒有多涎常留在兩口角，此由脾胃有冷流出漬於頤下，乃名多滯之病，宜

溫脾丹方，

半夏一兩，用生姜六兩同擣細，炒令黃。　丁香

木香各一兩　干姜　白术

青橘皮各半兩

右件擣羅為細末，煉蜜和，如黍米大，每服十粒，米飲下，量兒大小加意。

張渙温胃散治脾冷流涎、

半夏白丸水浸炒黄、人參去芦頭 肉豆蔻

白术 干姜 甘草炙已上各半两

丁香一分

右件搗羅為細末、每服一錢、水八分一盞、入生姜二片、煎五分、去滓、温服食前、

齒不生第六

巢氏病源小兒齒不生候、齒是骨之所終、而為髓之所養也、小兒有禀氣不足者、髓即不能充於齒、故齒久不生、

千金翼方、溺坑中竹木、生小兒齒不生、正旦刮塗之即生、

外臺小品又方、

取雄鼠屎三七枚、以一枚拭齒根處盡此止二十一日、齒當生、雄鼠屎頭尖是也、千金同楊氏產乳方用三十枚、仍云雄糞用兩頭尖者、

聖惠治小兒齒不生、或因落不生方、

右取牛糞中黑豆二七枚、小開去頭上皮、以此豆頭開處、注齒根上、時々用之、

當效、

張渙云、禀受腎氣不足者、即髓不強、蓋骨之所終而為髓、髓々不足不能充於齒、故齒不生、宜香附丹方、

大香附子（揀淨刮去皮、） 沉香（各一兩）

檳榔 雄鼠糞（燒灰） 干蟾（燒灰、已上各半兩）

右件擣羅為末、用羊髓四兩煮爛、和成膏、如黍米大、每服十粒、射香湯下、量兒大小加減、

髮不生第七

巢氏病源小兒頭髮不生候足少陰爲腎之經其華在髮小兒有禀性少陰之血氣不足即髮疎薄不生亦有因頭瘡而禿落不生者皆由傷損其血々氣損少不能榮於髮也

千金治少小頭不生髮一物楸葉方

楸葉擣取汁傅上立生千金翼取楸葉中心絞汁塗

千金治小兒頭不生髮方

燒鯽魚灰末以醬汁和傅之

千金翼治髮薄不生方

先以醋泔清洗禿處，以生布揩令火熱，臘月猪脂并細研鐵生煎三沸塗之，日三遍。

外臺作烏喙宜從

外臺：深師療頭風烏喙膏，生髮令速長而黑光潤方。亦治小兒髮不生。

烏喙　莽草　石南草

續斷　皂莢去皮子熬　澤蘭

白术各二兩　辛夷人一兩　栢葉切半升

猪脂二升

右十味，以苦酒漬一宿，以脂煎於東南

灶釜中以、葦薪煎之、先置三堆土每一
沸即下致一堆土候沸定却上至三沸
共致土堆上三畢成膏訖去滓、置銅器
中敷北向屋溜從西端至第七溜下埋
之三十日、藥成小兒當刮頭日三塗、大
人數沐々、已塗之、甚驗、

本草甑氣水主長毛髮以、物於炊飲飯時、
承取沐頭、令髮長密黑潤、不能多得、朝々
梳小兒頭漸々覺有益好、

圖經曰、小兒白禿髮不生、擣榆皮末、苦酒

調塗之、

至惠治小兒腦疳、頭髮連根作穗子脫落不生、兼瘡白禿髮不生者、並用豆生髮神效黑豆膏方、

黑豆　苣勝（各三合）　訶梨勒皮（一分）

右件藥擣羅為末、以水拌令勻、內於竹筒中、以亂髮塞口、用糖灰白煨取油、貯於瓷器中、先以米泔皂莢湯洗頭拭乾、塗之、日再用、十日髮生、

至惠又方、

葛根末　猪脂　羊脂各二两

右件藥入銚子内以慢火熬成膏收於瓷合中每服一錢塗摩頭上日再用不過五七度效

聖惠治小兒白禿不生髮燥痛宜用香薷煎方

陳香薷二两　胡粉一两　猪脂半两

右件藥以水一大盞煎香薷取汁三分去滓入胡粉猪脂相和合匀塗於頭上日再用之

聖惠治小兒頭禿不生髮苦癢蔓菁子散方

右取蔓菁子擣爲末，以猪脂調塗於禿處，佳。

聖惠又方

右用貫衆燒灰細研，以油調傅之。

聖惠又方

右取麻子一升熬黑，壓取猪脂，傅頭上，良。

聖惠又方

右用鹽湯洗之，生油和蒲葦蕭灰傅之。

圣惠又方、

右用薄荷（鳫脂）傳之佳、

嬰孺方、治小兒髮不生、

熊白

右取塗之、

嬰孺又方、

桃葉

右取汁塗、

嬰孺又曰、

煮雞子取七箇、剥去白、熬令汁出、取塗

之、

張渙云、稟受氣血不足、不能榮於髮、故頭髮不生、呼為疳病、非也、宜苣勝丹方、

苣藤（一合、別研）　當歸（洗焙乾）　生干地黃

芍藥（各一兩、已上搗羅為細末、）　胡粉（半兩細研）

右件同研勻、煉蜜和、如黍米大、每服十粒、煎黑豆湯下、更化塗擦頭上、無妨、量兒大小加減、

髮黃第八

巢氏病源小兒頭髮黃候、足少陰為腎之

經其血氣華於髮，若血氣不足，則不能潤悅於髮，故髮黃也。

千金翼　髮黃方。

臘月豬脂和羊屎灰、蒲灰等分，傅之，三日一為，取黑止。

千金翼　又方。

以醋煮大豆爛，去豆，煎令稠，塗髮。

千金翼　又

熊脂塗髮梳之，散頭床底伏地一食頃，即出，形盡當黑。用之不過一升。

安師傳治小兒髮黄極妙方

破故紙不計多少，銀石器中熳火炒，丸

右為細末，用地黄汁煎成膏，和為丸，菉

豆大，每服十五二十丸，鹽湯送下，食前。

虫胞第九

巢氏病源：虫胞候，小兒初生，頭即患瘡，乃

至遍身，其瘡有虫，故因名虫胞也。

固隄遍張先生論：小兒虫胞，巢源徒有其證，

而後世不見其方，大抵是小兒初生頭上

便即有瘡，迤邐浸淫，生至身躰，又其瘡有

虫似從胞中有虫也故謂之虫胞治之之法根去燒虫等藥又洗貼頭瘡藥中藥虫之藥可以為効矣

子母秘録小兒頭身諸瘡有虫燒雞卵殼研和猪脂傅之

千金治小兒頭瘡方（此以下數方皆能殺虫）

胡粉（一兩）　黄連（二兩）

右二味末之洗瘡去痂拭乾傅之即差更發如前傅之

千金又方

胡粉　連翹各一分　水銀半分

右三味，以水煎連翹，内胡粉、水銀和丸，傳（傅）之。

千金又方。

胡粉　白松脂各二分　水銀一分　豬脂四分

右四味，合煎去滓，内水銀粉，調傳之。

千金治小兒頭瘡，苦參洗湯方。

苦參　黄芩　黄連

黄蘗　甘草炙　大黄

芎藭各一分

蒺藜子三合

右八味㕮咀，以水六升，煮取三升，漬布搨瘡上，日數過。

安師傳治小兒虫胞藥方

百部　雄黃　黃蘗

右三味，等分為末，油調塗瘡上。

鶴節茅十

劉氏病源小兒鶴節候：小兒稟性，血氣不足，即肌肉不充，肢節柴瘦，骨節皆露，如鶴之脚節也。

原見千金卷五下

聖惠論，夫腎藏者，精神之所舍，元氣之所繫，若其氣強盛，則骨髓滿溢，故令肌体充盛也，若氣血不足，藏腑勞傷，真氣不守，邪氣所侵，則腎氣虚羸，骨髓枯竭，不能榮華，故令骨萎羸瘦也，

外臺秘要，療小兒羸瘦惙々，常服不妨乳方，

甘草五兩，炙，

右一件擣篩，蜜丸如小豆大，一歲兒服十丸，日三，盡即更合，

集驗方、小兒稟氣不足、真元怯弱、支体柴瘦、補其本氣自然氣体充盛、肌膚盈溢、宜補腎地黄丸、

熟干地黄八兩焙秤、山茱萸　干山藥各四兩

澤瀉　牡丹皮　白茯苓去皮各三兩

右為末、錬蜜和丸、丸如梧桐子大、三歲以下二三丸、溫水空心化下、

手拳不展第十一

至惠論、夫小兒手拳者、由在胞之時、其母藏腑虛、為風冷所秉、兒生之後、肝氣不足、

致筋脈攣縮，不得伸展，故令手拳不展也。

聖惠，治小兒手拳不展，是肝氣不足，內傷風邪，宜服薏苡仁散方。

薏苡仁三分　秦艽去苗　防風去芦頭

酸棗仁微炒　甘草微炙赤剉，已上各半兩　當歸剉微炒

桂心各一分

右件藥擣，粗羅為散，每服一錢，以水一小盞，煎至五分，去滓，量兒大小分減，不計時候服之。

聖惠，治小兒手不展，是風邪滯氣所客，令

荣衛不通，宜服羚羊角散方：

羚羊角屑　羌活　五加皮

白鮮皮　桂心（已上各一分）　麻黄（半两去节根）

甘草（半分炙微赤剉）

右件藥搗粗羅為散，每服一錢，以水一小盞，煎至五分，去滓，量兒大小分減，不計時候，温服。

至惠又方：

麻黄（半两去节根）　桂心　赤芍藥

羌活　細辛　甘艸（炙微赤剉，已上各一分）

右件藥擣粗羅為散，每服一錢，以水一小盞煎至五分，去滓，不計時候，量兒大小分减温服。

張渙治小兒受肝氣怯弱，致觔（筋）脉攣縮，兩手伸展無力，宜薏苡丹方。又治手拳不展。

當歸洗焙乾　秦艽去苗　薏苡仁湯浸去皮研細

酸棗仁　防風　羌活

右件各等分，粗羅為細末，鍊蜜和，如雞頭大，每服一粒至二粒，射香荆芥湯化下，不計時候。

脚拳不展第十二

聖惠論：夫小兒脚拳者，由在胞之時，其母藏腑內有積冷，為風邪所乘，兒生之後，腎氣不足，血氣未榮，故令脚指拳縮不展也。

聖惠治小兒脚不展，指拳縮，宜服當歸散方。

當歸（剉，微炒） 麻黃（去根節，各半兩） 羌活

酸棗仁（微炒） 人參（去蘆頭） 杜仲（去粗皮，微炙，剉）

桂心

右件藥搗，粗羅為散。每服一錢，以水一

小盞，入生姜少許，煎至五分，去滓，量兒大小，乳食前分減服之。

聖惠治小兒脚拳不展，筋急乾細，山茱萸散方。

山茱萸　羌活　薏苡仁

桂心　羚羊角屑　當歸（剉，微炒）

甘草（炙微赤，剉）　黑豆（炒熟）　白茯苓

防風（去蘆頭，已上各一分）　生乾地黄　麻黄（去根節，各半兩）

右件藥搗粗羅為散，每服一錢，以水一小盞，煎至五分，去滓，每於乳食前，量兒

大小分減溫服。

聖惠治小兒腳拳縮，宜服生干地黃丸方。

生干地黃　郁李仁湯浸，去皮尖，微炒，各半兩

牛膝去苗　防風去蘆頭　桂心

海桐皮　羌活　白茯苓

薏苡仁已上各一分

右件藥搗，羅為末，煉蜜和，丸如菉豆大，每於乳食前，以溫酒下七丸，量兒大小，加減服之。

張渙方、小兒禀受、脊氣不足者、氣血未榮、脚腊、拳縮無力、不能伸展、宜海桐皮散方、治脚拳不展

海桐皮　牡丹皮　當歸湯洗焙乾

熟干地黄　牛膝酒浸焙乾已上各一兩

補骨脂　山茱萸

右件擣羅為細末、每服一錢、以水八分一盞、入葱白二寸、煎至五分、去滓、溫服食前、

語吃第十三

千金論、小兒初出腹有連舌、舌下有膜如

石榴子中間連其舌下，後喜令兒言語不發不轉也，可以摘斷之，微有血出無害，若血出不止，可燒髮作灰末傅之，血便止。

小兒集驗方云，小兒語吃本於心氣不足，舌本無力，故欲有言而舌不能運，又有成於積習而然者，是生而不吃，一旦小兒相較而吃，俗諺所謂學吃三日，改吃三年是也，心氣不足而舌本無力，可謂之以藥，若其積習而成，則初習之時，令詳緩而語，急改之為上。

陳藏器本草云，鴝鵒主吃，取炙食之，小兒吃不過一枚差也，臘月得者主老嗽。

明堂針灸經灸翳風二穴，在耳後陷中，按之引耳中，手足少陽三會，治耳聾口眼喎斜，失欠脫頷，口噤不開，吃不能言，頰腫牙車急痛。

通睛第十四

龍木論治小兒通睛外障，此眼初患時，皆因失誤築打着頭面額角，兼倒蹙撲下，令小兒肝受驚風，遂使眼目通睛，宜服牛黄

丸犀角飲子通項石南散、立效、牛黃丸方、

牛黃　白附子　肉桂

干蠍　芎藭

石膏各一刄　白芷

藿香各半刄　朱砂

射香各少許

右為末、鍊蜜為丸、梧桐子大、臨臥薄荷湯下三丸、乳母忌熱麵猪肉等、小兒化服亦得、

又犀角飲子方、

犀角一兩　射干　草龍胆各半兩
釣藤三分　黄芩　人參
茯苓　甘草炙　遠志各一分
右為末，水一盞，散一錢，煎至五分，食後去滓溫服。

通頂石南散
石南一兩　藜芦三分　瓜蒂
右為末，每用一粳米許，一日二度通頂為妙。

安師傳治小兒通睛眼方。

竹葉四十九片　黑豆四十九立　石決明研極細一兩

右三物、用水一盞半、同煎至半盞、逐旋隨兒大小與溫服少許、令兩日盡、再煎服之、

惛塞第十五

巢氏病源小兒惛塞候、人有稟性、陰陽不和、而心神惛塞者、亦有因病而精采闇鈍、皆由陰陽之氣不足、致神識不分明也、

葛氏肘後方、療人心孔惛塞、多忘喜誤、七月七日、取蜘蛛網著領中、勿令人知、

葛氏肘後又方、
丁酉日、密自至市買遠志、著巾角中、還
末服之、勿令人知、
葛氏肘後又方、
丙午日、取鱉甲着衣帯上、良、
葛氏肘後又方、
取牛馬猪雞心肝乾之末、向日酒服方
匕日三、問一知十、
葛氏肘後孔子大聖智枕中方、
茯苓　人参　茯神各五分

菖蒲二分　遠志七分

右爲末，水服方寸匕，日三，夜一服。

葛氏附後又方，

章陸花陰乾一百日，擣末，暮水服方寸匕，暮臥思念所欲知事，即於眠中醒悟。

葛氏附後又方，

上黨人參半斤，七月七日麻勃一升，合擣，並（候）氣盡，適服一刀圭，暮臥，逆知未然之事。

行遲第十六

巢氏病源小兒数歲不能行候、小兒生自變蒸、至於能語、隨日数血脉骨節備成、其髕骨成即能行、骨是髓之所養、若稟生血氣不足者、即髓不充強、故其骨不即成、而数歲不能行、

聖惠論、夫小兒行遲者、是肝腎氣不足、致骨氣虛弱、筋脉無力、故行遲也、

嬰濟論、凡兒生至周歲、三百六十日、膝骨成乃能行、近世小兒多因父母氣血虛弱、故令胎氣不強、骨氣軟弱、筋脉無力、不能

行步、

嬰童寶鑑論小兒骨蒸、肺脉寒長不能行、

顱顖經、治小孩子自小傷抱、脚纖細無力、行立不得、或骨热疳労、肌肉消瘦、柴胡飲子方、

柴胡　鱉甲米醋炙　知母

桔梗　枳殻麸炒去穣　元参

升麻

右件等分、並細剉、毎日煎時、三歳已下取藥半两、水五合、煎一合、去滓、分两服、

空心食前後各一服、忌毒物、飲後用澡浴方、

顱顖經澡浴方、

苦參　茯苓皮　蒼朮

桑白皮　白凡各半月　葱白少許

右剉細每浴時、取一兩沸水二升浸藥後通溫、與兒浴之、避風於溫處妙、

千金、浴小兒數歲不行方、

取葵家未開戶盜食來以哺之、日三、便起行、

千金翼治小兒數歲不行方

葬家未閉之時，盜取其飯以哺之，不過三日即行，勿令人知之。

千金翼，小兒膝中毛，主小兒久不行。

元和紀用經，療小兒三歲不能行，由虚弱受氣不足，腰脊脚膝筋骨軟躄。

真五加皮

右末之，粥飲滴酒少許，調一粟殼許，日三服，有風骨節不利者尤相宜，經以四味飲黒散紫丸至至散蜀脂飲射香丸。

并此五加皮藥七方、謂之育嬰七宝、紫陽道士一名保子七至宝方、專為一書者、此方是也、

至惠治小児十歲已來、血脉不流、筋脉緩弱、脚膝無力、不能行步、宜用生乾地黄丸方、

生干地黄微炒　當歸剉微炒　防風去芦頭

酸枣仁微炒　赤茯苓　黄耆剉

芎藭　羚羊角　羌活

甘草炙微赤剉　桂心

右件藥各等分，擣羅為末，鍊蜜和，丸如菉荳大，食前以溫酒下十丸，更量兒大小加減服之。

聖惠治小兒五六歲不能行者，骨氣虛，筋脉弱，宜服益肝腎藏，羚羊角丸方：

羚羊角屑　虎脛骨（塗醋炙黃）　生乾地黃

酸棗仁（微炒）　白茯苓（已上各半兩）　桂心

防風（去蘆頭）　當歸（微炒）　黃耆（已上各一分）

右件藥擣羅為末，鍊蜜和，丸如菉荳大，每於食前，以溫酒破研五丸服之。（錢乙方同）

至服食法，則云每服一皂子大，兒大者加之，仍云溫水化下，日三四，久服取效。

嬰孺方，治小兒不生肌肉，又三歲不能行，往來寒熱，如大癇數發，不能炙刺，用五參浴湯方。

大黃　黃芩　黃連

沙參　元參　紫參

苦參　厚朴炙　附子炮

芍藥已上各二兩　消石三兩　丹參一兩

雷丸五十ケ

右以黍米淘汁三斗同煎，令三沸，適寒

温浴了當臥汗出，餘汁更浴，煎同上法，

甚者加猪蹄一具，良，更添水[氷]，

嬰孺方，治小兒数歲不行方，

粢米飯

右取墓未閉門時，取米飯就墓門中哺兒，二十日便行，勿令人知，

張渙麝茸丹方，治数歲不能行，曽經大效，

射香別研　茄茸酥炙黄　生干地黄

當歸洗焙乾　黄耆剉　虎脛骨剉塗酥炙黄

右件各一两，擣羅為細末，用羊髓四两，

煮爛成膏，如黍米大，每服十粒，磨沉香湯下，泌食前，日三服。

良方：治小兒筋骨諸疾，手足不隨，不能行步運動，左經丸。

草烏頭（肉白者生，去皮臍） 木鱉（去殼，別研）

白膠香 五靈脂（各三兩半）

當歸（一兩） 班猫（一百箇，去翅足，少醋煮熟）

右為末，用黑豆去皮生杵粉壹斤，醋煮糊為丸，雞頭大，每服一丸，酒磨下，筋骨疾但不曾針灸傷筋絡者，四五丸必效。

予鄰里胡生者一女子、膝腕軟不能行
立、已数年、生因遊淨因佛寺與僧言、有
一僧云、能治、出囊中九十枚、以四枚與
生曰、服此可差、生如其言與服、女子遂
能立、生再求藥於院僧、曰、非有愛也、欲
留以自備、必欲之、須合一料、生與錢一
千辭不受、止留百錢、後數日得藥并餘
餘十餘悉歸之、同院僧佐其理藥、乃剽
得此方、予至嘉興、有壹里巷児年十歲、
雙足不能行、一九分三服、々之盡四五

丸遂得行、自此大為人所知、其效甚著、

此藥通榮衛、導經絡、專治心腎肝三經、

服後小便少淋澁、乃其驗也、

吕氏家傳、五六歲不行方、

石解斛　牛膝　鹿茸酥炙

茯苓　兔絲子各一分　黃耆二分

右件為末、蜜丸桐子大、每服四丸加減、

溫水下、

長沙醫者丁時發傳、治大人小兒、劉骨行

步艱難、脚足無力、並皆治之、續命丹、

防風　乳香　蔓荆子炒

牛膝　麻黄　羚羊角屑

酸枣仁　草乌頭去皮　没藥

白术　茯苓各一分　天麻酒煮

胡麻炒　當歸　續断各半两

川乌頭去皮　黄耆各四分　蒺藜半分

右件依法製合為細末，煉蜜為丹，小彈子大，每服一粒，用葱酒細嚼，一日三五服，用後洗藥，服藥三日方洗。

草乌頭　當歸　地龍

木鱉子　紫具草

椒目　葱須

荆芥各一兩

右為末，煎湯，露脚指甲，從上淋洗至下，

次用熏法，

柴胡　草烏頭

赤小豆　吳茱萸

羌活　晚蚕沙

右為末，先用黑豆三升，次用熱水泡，少

頃去黑豆，入前件藥，依旧煎，盆盛熏到

閃處，令出冐中汗，或無力者，亦依此

食療：白鴨卵，小兒食之，能使兒脚軟不行，多度（慶）倒，若塩淹食之，即宜人。

嬰童寶鑑灸法：小兒五歲不能行，灸足兩踝各三壯。

語遲第十七

巢氏病源：小兒四五歲不能語候，人之五藏有五声，心之声為言，小兒四五歲不能言者，由在胎時，其母卒有驚怖，內動於兒藏，邪氣乘其心，令心氣不和，至四五歲不

能言語也、

千金論、小兒初出腹有連舌、舌下有膜如石榴子中隔、連其舌下、後喜令兒言語不發不轉也、可以爪摘斷之、微有血出無害、若血出不止、可燒髮作灰末傅之、血便止也、姚和衆云、若不摘去、兒瘂、

張渙論、心之声為言、若兒稍長合語而遅語、由始娠時、其母因有驚怖、内動於兒藏邪氣乘於心、使心氣不足、舌本無力、故語遅也、

千金、治小兒四五歲不語方、

赤小豆酒和傅舌下、

本草日華子云社壇餘胙酒孩兒語遲、以少許令喫、

聖惠治小兒心氣不足、舌本無力、令兒語遲、芍藥散方、

赤芍藥一兩　黃耆三分剉　犀角屑

枳椇　甘草各微赤剉、已上各半兩、

右件藥搗粗羅為末、每服一錢、以水一小盞、煎至五分、去滓、量兒大小、不計時

候分減温服

聖惠治小兒五六歲不語者為心氣不足舌本無力發轉不得亦云風冷傷於少陰之經是以舌難發於五音故至時不語菖蒲丸方

菖蒲　人參（去蘆頭）　黃連（去須已上各半月）

麥門冬（去心焙）　天門冬（去心焙各一兩）　赤石脂

丹參（各三分）

右件藥擣羅為末煉蜜和丸如菉豆大每服以温水研下五丸量兒大小不計

時候、加減服之、

錢乙治小兒心氣不足、五六歲不能言、菖蒲丸、

石菖蒲　丹參各二分　天門冬去心焙秤

麥門冬去心焙秤各一兩　赤石脂三分　人參半兩切去頭焙

右同為細末、鍊蜜丸菉荳大、或麻子大、溫水下五七丸、至一二十丸、不計時候、日三四服、久服取效、又有病後腎虛不語者、宜兼服錢氏地黃丸、方在虛寒門中。

張渙菖蒲湯丹方、治數歲不能語、

菖蒲一寸九節者、　遠志去心　桂心已上、各一兩、

酸棗仁　黃耆　人參去芦

黃連去須、已上各半兩、

右件擣羅為細末、煉蜜和、如雞頭大、每

服一粒至二粒、煎生姜湯下、不拘時候、

張氏家傳、治小兒不語方、

酸棗仁　柏子仁各半兩　郁李仁

人參各一兩

右為細末、蜜煮糊為丸、如梧桐子大、小

兒每服十丸、若是氣虛之人、只使郁李

仁人参二件、

莊氏集腧穴灸法、四五歲不語、灸兩足踝上各三壯、

莊氏集腧穴灸法、小兒至五六歲不語、是心氣不足、舌無力、發轉難故也、灸心腧三壯、在第五椎下兩傍各一寸五分、

龜背第十八

聖惠論、小兒龜背者、緣肺熱脹滿、致使背高如龜、又云、多食熱乳、亦能致此也、

張渙論、凡乳母乳兒、常捏其宿乳、夏常洗

乳淨，捏去熱乳，若食兒飲熱乳，損傷肺氣，脊高脹滿，令兒脊高如龜脊，乃名龜背。

聖惠治小兒龜背，肺熱壅滞，心膈滿悶，大黄丸方。

川大黄 三分，剉，微炒。 天門冬 去心，焙。 百合

杏仁 湯洗，去皮尖，双仁，麸炒微黄。 木通 桑白皮

甜葶藶 隔紙炙，令紫色。 川朴硝

右件藥，擣羅為末，煉蜜和，丸如菉豆大。不計時候，以溫水研破五丸服，量兒大小加減服之。

聖惠又方

甜葶藶（隔紙炒令紫色） 杏仁（湯浸去皮尖雙仁麩炒微黃）

麻黃（去根節） 川大黃（剉微炒已上各半兩） 桂心（一分）

右件藥，擣羅為末，煉蜜和，丸如菉豆大，不計時候，以溫水研下五丸，量兒大小，臨時加減。

聖惠治小兒龜胷方，

右取龜尿，隨多少，摩胷骨上，即差。

張渙治龜胷，百合丹方，

桑根白皮 木通 川朴硝

杏仁 湯浸去皮尖　川大黄　天門冬 去心各半两

百合 一两

右件擣羅為細末，錬蜜為丸，如黍米大，每服十粒，米飲下，量兒大小加減。

吉氏家傳龜背方，

葶藶 熬　大黄 各三分　桂心 一分

麻黄 二分去节

右件為細末，錬蜜為丸，如梧桐子大，每服十丸，米飲下。

聖惠灸法：龜背緣肺熱脹滿，攻背膈所生。

又緣乳母食熱麵五辛，轉更背起高也。灸
兩乳前各一寸半上兩行三骨罅間六處，
各二壯，炷如小麥大，春夏從下灸上，秋冬
從上灸下，若不依此法，則灸十而不能一
二愈也。

莊氏集腧穴灸龜背法，取九家灰一斗，盛
簸箕中，令兒合面印背跡於上，於龜背從
上當中及兩邊，令三姓人同下火，各於灰
上灸三壯，棄灰於河流或水中。

龜背第十九

聖惠論，小兒龜背者，由坐兒稍早，爲客風吹着脊[脊]骨，風氣達於髓，使背高如龜之狀也。

錢乙論，龜背龜背者，肺熱脹滿，攻於背膂，即成龜背，又乳母多食五辛，亦成，又兒生下，客風入背[脊]，逐於骨髓，即成龜背，治以龜尿點節骨，取尿水法，當蓮葉安龜在上，後以鏡照之，自尿出，以物盛之。

張渙論，嬰兒生後一百八十日，始髇骨成，方能獨坐，若強令兒坐，坐之太早，即客風

寒吹着兒背及脊、至骨傳入於髓、使背高如龜之狀、乃曰龟背、宜松藥丹、方在後

聖惠、治小兒龟背、麻黄丸方、

麻黄三分、去根節、　桂心　獨活

防風去蘆頭　赤芍藥　川大黄剉微炒

枳殼麩炒微黄去瓤　松花已上各半兩

右件擣羅為末、鍊蜜和、丸如菉豆大、每服以粥飲下五丸、日三服、量兒大小、以意加減、

聖惠又方

梹榔 川大黄剉微炒各半两 桂心

前胡去芦头 防風去芦头 赤芍藥

獨活 訶梨勒皮 枳殻麸炒微黄去瓤

松花用 麻黄去根節乙上各一分

右件藥擣羅為末，鍊蜜丸如麻子大，每服以粥飲下五丸，日三服，量兒大小，以意加減。

聖惠又方：

龜尿摩背上，差。

張涣松蕊丹，治小兒龜背。

松花洗焙乾　枳殼夫炒去瓤　防風去芦頭

獨活已上各一兩　麻黃去根節　川大黃炮

前胡　桂已上各半兩

右件藥、擣羅為細末、鍊蜜和如黍米大、

每服十粒、粥飲下、量兒大小加減、

吉氏家傳治龜背方、大抵小兒此病為生

時被客風吹拍着背、風透於骨髓、使背高

如龜狀、獨活丸方、

獨活　防風　桂心

大黃各二分　麻黃去節　枳殼炙

竹葉 各一分

右件為細末、蜜丸如梧桐子大、每服十丸、米飲下、

聖惠灸法、小兒龜背、生時被客風拍着脊骨、風達於髓所致、灸肺俞心俞鬲俞各三壯、炷如小麥大、肺俞在第三椎下兩傍各一寸半、心俞在第五椎下兩傍各一寸半、鬲俞在第七椎下兩傍各一寸半、

幼幼新書卷第六

幼幼新書

七

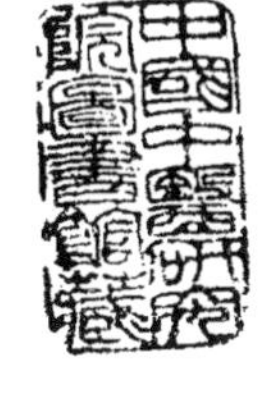

幼幼新書卷第七 蒸忤啼哭凡九門

变蒸第一

聖濟經慈幼篇形氣變成章曰、天有精、地有形、形精相感、而化生萬物、故曰、天地者萬物之父母也、天為陽、地為陰、水為陰、火為陽、陰陽者血氣之男女、水火者陰陽之證兆、惟水火既濟、血氣變革、然後剛柔有体、而形質立焉、造化鑪錘、間不能外、是以成物、玆嬰孺始生、有變蒸之理也、原受氣之初、由胚胎而有血脉、由血脉而成形体、由形体而能動、由動而筋骨立、以至毛髮生而藏腑具、穀氣入胃而百神備是乃具体未形有常不变之時也若夫萌區有状留動而生血脉未榮五藏未固尚資陰陽之氣水火之濟甄陶以成非道之自然以变為常者哉兒生三十二日一变六十四日再变々且蒸变者上氣蒸者体熱無上氣則以五藏改易氣皆上朝藏莫高於肺而肺主氣故爾体熱則以血脉數榮陽方外固陰在外為陰之使故爾積二百八十八日九变三百一十日十变且蒸是之謂小蒸畢後六十四日一大蒸積二百五十六日大蒸

畢、凡五百七十六日変蒸数足、形氣成就、每
經一。変、則情態異常、盖天有五行、御五位以
生寒暑燥濕風、人有五藏、化五氣以生喜怒
悲憂恐、七情之生、得非成於変蒸之候耶、其
候有輕重、其時有遠近、輕者体熱微汗、似有
驚候耳、唊後陰所會皆冷、重者壯熱而脉亂
或汗或否、此其候也、平者五日而衰、遠者十
日而衰、先期五日、後之五日、為十日之中、熱
乃除、此其時也、當是時、務致和平、不欲驚擾、
灸刺湯劑、皆非所宜、或先変而熱作、或後蒸

而未解、則治之當如成法、或变蒸之中加以時行温病、與夫非变而得天行者、其診大率相類、惟耳及後陰所會皆熱為異爾、學者可不審焉。

巢氏病源、变蒸者、以長血氣也、变者上氣、蒸者体熱、变蒸有輕有重、其輕者体熱而微驚、耳冷髖亦冷、上脣頭白泡起如死魚目珠子、微汗出、而近者五日而歇、遠者八九日乃歇、其重者体壯熱而脈乱、或汗、或不汗、不欲食、食輒吐哯、無所苦也、变蒸之時、目白睛微赤黑睛微白、千金又曰、目白者重、赤黑者微、亦無所苦、蒸畢自明了矣、先变五日、後蒸五日、為十日之中熱乃除、变蒸之時、不欲驚動、勿令傍邊多人、变蒸或早或晚、依時如法者少也、初变之時或熱甚者、違日數不歇、審計日數必是变蒸、服黑散發汗熱不止者、服紫双丸、如小差便止勿復服、千金翼云、自當有餘熱、变蒸盡乃除耳、其变蒸之時、遇寒加之、則寒熱交争、腹痛夭矯、啼不止者、熨之則愈、变蒸與温壯傷寒相似、若非变蒸、身熱、耳熱、髋亦熱、此乃為他病、可為餘治、審是

変蒸、不得為餘治、其変日數、從初生至三十
二日一変、六十四日再変、々、且蒸、九十六日
三変、々、者丹孔出而泄也、至一百二十八日
四変、々、且蒸、一百六十日五変、一百九十二
日六変、々、且蒸、二百二十四日七変、二百五
十六日八変、々、且蒸、二百八十八日九変、三
百二十日十変、々、且蒸、積三百二十日小蒸
畢、後六十四日大蒸、々、後六十四日復大蒸、
々、後一百二十八日復大蒸、積五百七十六
日、大小蒸畢也、

顱顖經、凡孩子自生、但任陰陽推移、即每六十日一度変蒸、此骨節長来、四肢發热、或不下食乳、遇如此之時、上唇有珠子如粟粒大、此時為変蒸、珠子以後方退热、飲子療之、不宜別與方藥、顱顖經、以六十日為一変、巢氏病源、以三十二日為一変、以有不同、故兼存之、

葛氏附後云、凡小兒自生三十二日一変、再変為一蒸、凡十変五小変、又有三大蒸、凡五百七十六日、変蒸乃成人、其変蒸之候、身熱脉亂汗出、崔氏云、脉乱汗出、目睛不明、微似欲驚、及不乳哺、數驚

不乳哺、上唇頭小白泡起如珠子、耳冷尻冷、
此其證也、單變小微、並蒸小劇、平蒸五日、或
七日九日、慎不可療、若或大熱不已、則與少
紫丸微下、
葛氏肘後又云、若於変蒸中、加以時行溫病、
其證相似、唯耳及尻通熱、口上無白泡耳常。
先服黑散發汗、々出以粉傅之差、若不盡除、
即以紫圓下之、
千金論凡小兒自生三十二日一変、再変為
一蒸、凡十変而五小蒸、又三大蒸、積五百七

十六日、大小蒸都畢、乃成人、小兒所以變蒸者、是榮其血脈、改其五藏、故一變竟、輒覺情態有異、單變小微、兼蒸小劇、凡蒸平者五日而衰、遠者十日而衰、先期五日、後之五日、為十日之中、熱乃除耳、兒生三十二日一變、二十九日先期而熱、便治之如法、至三十六七日蒸、乃畢耳、恐不解了、故重說之、變蒸之日、千金要翼皆與葛氏附後諸家並同、此其中語有小異者、故又載之、且兒變蒸、或早或晚、不如法者多、又初變之時、或熱甚者、違日數不歇、審計變蒸之日、當其時有熱微驚、

慎不可治及灸刺，但和解之，若良久熱不可
已，少與紫丸微下，熱歇便止，若於變蒸之中，
加以時行溫病，或非變蒸時而得時行者，其
診皆相似，惟耳及尻通熱，口上無白泡耳，當
先服黑散以發其汗，汗々出溫粉々之，熱當歇，
便就差，若猶不都除，乃與紫丸下之。
千金又法，凡兒生三十二日始變，變々者身熱
也，至六十四日再變，變且蒸，其狀臥端正也，
至九十六日三變，定者候丹孔出而泄，至一
百二十八日四變，變々且蒸，以能咳笑也，至一

百六十日五变以成機関也至一百九十二日六变々且蒸五機成也至二百二十四日七变以能匍匐語也至二百五十六日八变々且蒸以知欲斈語也至二百八十八日九变已亭亭然也凡小兒生至二百八十八日九变四蒸也當其变之日慎不可妄治之則加其疾变且蒸者是兒送迎月也蒸者甚熱而脉乱汗出是也近者五日歇遠者八九日歇當是蒸上不可灸刺妄治之也

千金翼兒身壯熱而耳冷髖亦冷者即是蒸

候慎勿治之，兒身熱髓耳亦熱者病也，乃須治之。千金叙变蒸論議皆同，独用紫丸黑散叙得甚明，又云，变蒸中病乃須治。

聖惠小兒变蒸都畢，凡五百七十六日，乃成人，血脉骨木皆堅牢也。

茅先生方：小兒有变蒸傷寒候，身壯热，唇尖上起白珠，或熱瀉，或呻吟，或虛驚，此候小兒生下便有变蒸而長意志，乃四十九日一变而長骨肉，此候有之，所治者，只用鎮心丸方見一切驚門中、夾匀氣散方見胃氣不和門中與服自平和也。不服藥也，安樂。此又云四十九日一变，與前亦異。

漢東王先生家宝变蒸候、宜用神仙黑散子三二服、并調胃氣觀音散三二服、方見胃氣不和門中、

錢乙論变蒸云、小兒在母腹中、乃生骨氣五藏六腑成而未全、自生之後、即長骨脉五藏六腑之神智也、变者易也、巢源云、上多变氣又生变蒸者、自内而長、自下而上、又身熱、故以生之日後三十二日一变、々每畢即情性有異於前、何者長生腑藏智意故也、何謂三十二日長骨添精神、人有三百陸十骨除手足中四

十五碎骨外有三百二十数自生下骨一日十段而上之十日百段而三十二日、計三百二十段為一遍亦曰一蒸骨之餘氣自脳分入齦中作三十二齒而齒牙有不及三十二数者由变不足其常也或二十八日即至長二十八齒已下倣此但不過三十二之數也凡一周遍乃發虚熱諸病如是十周則小蒸畢也計三百二十日生骨氣乃全而未壯也故初三十二日一变生腎志六十四日再变生膀胱其發耳與骫冷腎與膀胱俱主於水水数一、故先变生之九十六日三变生心喜、一百二十八日四变生小腸、其發汗出而微驚、心為火、火数二、一百六十日五变、生肝及哭、一百九十二日亦变生胆、其發目不開而赤、肝主木、木数三、二百二十四日七变生肺声、二百五十六日八变生大腸、其發膚熱而汗或汗肺属金、数四、二百八十八日九变、生脾智、三百二十日十变生胃、其發不食腸痛而吐乳、此後乃齒生能言、知喜怒、故云始全也、太倉云氣入四肢長碎骨於十变後六十四日長其經脉，手足受血，故能持物，足立能行也。經云：變且蒸，謂蒸畢而足一歲之日也。師曰：不汗而熱者，發其汗；大吐者，微瀉，不可餘治。是以小兒須變蒸脫齒者，如花之易苗。所謂不及三十二齒，由變之不及，齒當與變日相合也。年壯而視齒方明。

秘要指迷論：凡小兒纔生變蒸後，多有身熱微瀉青黃者，不可用藥止住，須溫暖藥勻藥。如藥力重，即變成慢脾風也。

五關貫真珠囊：小兒生下八蒸之候，夫八蒸

者，每四十五日一蒸變，變々各有所屬，重者五日而息也。變蒸日數稍異，故並載之。

一蒸，肝生魂，肝為尚書，未蒸時魂未定，故兒目瞳子昏，蒸後肝生魂定，令目童子光明。

二蒸，肺生魄魄，肺為丞相，未蒸時魄未定，故兒未能嚏嗽，肺上通於鼻，蒸後能令嚏嗽。

三蒸，心生神，心為帝王，未蒸前，神未定，故兒未言語，心通於舌，蒸後令兒能語笑也。

四蒸，脾主智，脾為大夫，藏智，故未蒸前，兒未能舉動，蒸後令兒舉動任意也。

五蒸、腎生精、腎為列女外應於耳、故蒸後能令兒骨髓氣通流也、

六蒸、筋脉伸、故蒸後筋脉通行九竅津液轉流、令兒能立也、

七蒸者、骨神定、氣力漸加、故蒸後能令兒舉脚行也、

八蒸者、呼吸無有停息、以正一万三千五百息也、凡呼出心與肺、吸入腎與肝、故令兒呼吸有數、血脉通流五十周也、

漢東王先生家寶小兒變蒸候歌

变蒸之候若為程、為程者、是有數也、三十弍日為一度变矣、一々從頭別有名、苐一看兒髮毛立、口唇尖上白珠、生頭髮立而不伏、人唇上有白皰子起也、三两日間起寒熱、忽然發却白隹是也、忽然睡裏是虛驚、睡中哭而不覓也、或則遍身流盜汗、此是气血镸長不逺流於毛孔中出、或然後微痢腹中鳴、腹中似瀉水之声、此是变实其腸胃而作声、或則因悶皮膚急、忽悶皮膚急及氣急、少時却醒、忽然吐逆氣交橫、忽然要吐哯气急、盖因長其气血、不覓被气刀之即吐哯、不久自住也、七日之中驚夢裏、生不七日、忽睡中驚叫人、多哭床非也、此是長其神氣、故童子能喜笑矣、但看蒸变辯其名、変蒸則是長其血氣、長不逮後相滯、故發為也、或是生筋骨、或是正其五藏也。智者將心信医藥、下愚不曉逐邪行、雖然变蒸得其候、還須用藥保長生、亦須服和氣圓散、及不可當風洗浴也。

長沙醫者毛彬傳療小兒初生變蒸候歌

变蒸方長是嬰兒、一出胎來數可推、未到暮年蒸八变、四十九日一廻期、第一肝蒸生於龜、双眼雖開瞳子昏、三兩日間微壯為定目看人似欲言、第二度蒸生於亀、噴嚏咳嗽閙育萬見人共語笑

喃々、暗裏時々長筋脉、第三変蒸生於
神漸能識母畏傍人、血脉初生孛及霞
肌肉皮膚漸々匀、第四脾蒸生於智、凡
肯初成独坐戯、三焦胃管漸開張、乳哺
甘甜不肯離、第五胷蒸生精志、氣候相
通轉流利、掌胃初成學匍匐、反覆捉搦
能随意、第六筋骨蒸初成、九竅津液皆
相應時々放手亭々立、氣力加添日漸
勝、第七膝髁肯初成、顏色紅光遍体荣、
奉脚樸肩便移步、嘻々孛語百般声、第

八呼吸定精神、夙血氣脉自廻輪、八蒸之候細分別一々從頭為列名、七日之中有爭治、但看外證辯其名、第一看見毛髮立、口唇火起白珠生、三兩日中寒熱起、忽然臟裏作虛驚、或即遍身流盜汗或乃微利腹中鳴、或即背膂及膚急、忽乃嘔逆氣交橫、或則困悶通身軟、忽然啼哭沒心情、重者不過一七日、輕者三朝便得平、上古至吳製方論、還須服藥覓延生、

葛氏肘後黑散方

麻黄二两 大黄一两 杏仁二分

右件並搗為散，將杏仁熬，別研如脂，乃内散同擣令調和，聖惠並炒令黑，都研細，漢東王先生並燒灰存性。蜜盛器中，勿令見風。一月兒服如小豆一枚，乳汁和咽之，抱令得汗，勿使見風，百日兒服如棗核，量大小與之佳。千金、要翼分两同。元和紀用經大黄只半兩，千金要三味，先擣麻黄大黄為散，別研杏仁如脂，乃細々内散，又擣令調和，内密器中。又千金

要翼、黑散、治小兒蒸變、挾時行溫病、或非
變蒸時、而得時行、元和紀用經、自四味飲
以下、里散紫丸至至散五加皮、治不能行、
蜀脂飲射香丸七方、謂之育嬰七寶、紫陽
道士一名保子七至至寶方、專爲一書者、
此方是也、

葛氏肘後紫丸方、

代赭　　赤石脂各一兩　　巴豆四十枚

杏仁五十枚

右件代赭赤石脂、先擣細篩、巴豆四十枚、

去心皮熬、千金翼、元和紀用經、並三十枚、又紀用經、以二十枚洗沙破製十ケ生用、杏仁五十枚、去皮尖碎、研如脂、元和紀用經用七箇、四合三物擣篩千杵、自相着、若硬加少蜜、更擣、蜜器中盛三十日、兒服如麻子一丸、與少乳汁令下、良久復與少乳、勿令多、宜至日中當小下熱、若不盡、明旦更服一丸、百日兒如小豆大、以此加減、若小兒夏月多熱、往々發疾、此丸無所不治、三二十日與一服、殊佳、如真代赭不可求、用左顧牡蠣代之、千金要翼紫丸治小兒変蒸發熱不解，并挾傷寒溫壯，汗後熱不歇，及腹中有痰癖，哺乳不進，乳則吐哯，食癎先寒後熱，此亦元和紀用經育嬰七宝紫陽道士保子七至方也，又千金翼謂小兒氣盛有病，但下之，必無所損，若不時下則將成病，固難治矣。

聖惠治小兒變蒸，經時不止，挾熱心煩，啼叫無歇，骨熱面黃，柴胡散方。

柴胡去苗　甘草炙微赤剉　人參去芦頭

元參各一兩　龍胆半兩去芦頭　麥門冬一兩半去心焙

右件藥擣羅為散，每服一錢，以水一小盞，煎至五分，去滓，不許時候溫服，量兒大小加減服之。

嬰孺方，治小兒變蒸，壯熱不止。

代赭一兩半　杏仁三十個，別入研

右為末，拌和勻，以黃蠟丸之，二十日兒服黑散汗出後，更服此紫丸子黍大一丸，訖少乳，乳之，令藥得下，兩食久復乳之，勿適飽，平旦一服，日中藥勢盡，日西久時復增丸，至鷄鳴時若不差，復與一丸，若愈即止。

三十日兒胡豆大一丸，若不利壯者，加半丸，以利下為度。又方云：紫丸服之，當利而全出，若不出及不全者，為病未盡，更須服之。有熱服紫圓子，無熱有寒者，勤服當歸散，若黃耆散。變蒸後微熱者，可與除熱黃芩湯。

漢東王先生服黑散候有微汗，渾身稍涼，即用香粉散方。

蚌粉（末枸多少，研令極細，水飛過）　射香（少許，研細）

右為末，用綿裹摻之。

張渙治嬰兒周晬内，因或体熱眠臥不寧，乳哺不調，目睛不明，或差或作，三十二日一変，六十四日再変，甚者微驚，乃長血氣，名曰変蒸候，過周晬漸除，切不可乱投湯藥，宜用清心湯方，

人參半兩，去芦頭　麻黄去芦　川大黄

麥門冬去心　甘草炙　犀角屑各一分

右件擣羅為細末，每服一錢，水八分，入杏仁一箇，去尖，拍破，同煎至四分，去滓放温，時時與服。

張渙紫砂丹方，治変蒸身熱不已。

代赭 研細，水浸一宿，澄去清水焙乾。 當歸 洗焙乾，各半兩。

朱砂 細研水飛。 木香 人參 去芦頭，各一分。

右件為細末，與代赭石同研勻，入杏仁十箇，去皮尖，巴豆五箇，去心膜出油，同研勻，入射香半錢，拌勻，滴水和如針頭大，每服三粒至五粒，煎荆芥湯下，乳後。

吉氏家傳，治傷寒変蒸候方。

當歸 一分。 大黃 炒。 ○此黃芩

川烏頭 煮，各一分。 防風 半兩。

右件為細末，每服一錢，水半盞，入荆芥煎四分温服。

長沙医者丁時發傳，治变蒸候方。

变蒸日數甚分明，或瀉槐黄又夾驚，發熱喜啼多不乳，急須匀氣使安寧。

匀氣散

香附子　甘草炙各一分　天仙藤

人参　橘皮　藿香各一分

右件為末，每服半錢，用米飲調下。

中客忤第二

巢氏病源小兒中客忤候：小兒中客忤者，是小兒神氣軟弱，忽有非常之物，或未經識見之人觸之，與兒神氣相忤而發病，謂之客忤也。亦名中客，又名中人。其狀吐下青黃白色，水穀解離，腹痛反倒夭矯，面變易五色。其狀似癇，但眼不上搖（插）耳。其脉弦急数者是也。若失時不治，久則難治。若乳母飲酒過度，醉及房勞喘後乳者最劇，能殺兒也。其脉急数者，宜與龍胆湯下之，加人参、當歸，各如龍膽汁分等多少也。

葛氏肘後論：小兒病發身軟時醒者，謂之癇。

身強直反張不醒者、謂之痓、凡中客忤之病類、皆吐下青黄白色、其候似癇、但眼不上下接耳、其痢水穀解離是也、

千金論、少小所以有客忤病者、是外人來、氣息忤之、一名中人、是為客忤也、雖是家人、或別房異户、雖是乳母及父母、或從外還、衣服經履鬼神粗恶暴氣、或牛馬之氣、皆為忤也、執作喘息乳、氣未定者、皆為客忤、凡小兒衣布帛綿中、不得有頭髮、履中亦尔也、

白衣青帶、青衣白帶、皆令中忤、凡非常人、及諸物從外來、亦驚小兒致病、欲防之法、諸有從外來人、及異物入戶、當將兒避之、勿令見也、若不避者、燒牛屎、令常有煙氣、置戶前則善、

小兒中客為病者、無時不有此病也、而秋初一切小兒皆病者、豈是一切小兒悉中客邪、夫小兒所以春冬少病、秋夏多病者、秋夏小兒陽氣在外、血脉嫩弱、秋初夏末、晨夕時有暴冷、小兒嫩弱、其外則易傷、暴冷折其陽、々

結則壯熱、冒冷則下痢、是故夏末秋初小兒多壯熱而下痢也、未必悉是中客及魃也、若治少小法、夏末秋初、常宜候天氣溫涼也、有暴寒卒冷者、其少小則多患壯熱而下痢也、慎不可先下之、皆先殺毒後下之耳、

小兒中客、急視其口中懸癰左右、當有青黑腫脈核如麻豆大、或赤或白或青、如此便宜用針速刺去之、亦可爪摘決之、并以綿纒釵額拭去血也、少小中客之病、吐下青黃赤白汁、腹中痛、及反倒偃側、喘似癇狀、但目不上

揥少𦞦耳、面變五色、其脉弦急、若失時不治、小久則難治矣、欲療之方、用豉數合、水拌令溫搗熟、丸如雞子大、以摩兒顖上、足心各五六遍畢、以丸摩兒心及脐上下行轉摩之、食頃破、視其中、當有細毛、即擲丸道中、痛即止、肘後亦收此豉方、作小品方、然不若如此之詳、

茅先生客忤形候、眼番騰、胷背強直、項硬、手足硬、返身歸後、如角弓、面黑色、此候因兒子生下、都不與出屋、被人相請、乳母有擔夫扛兜身帶汗氣、或有膿氣、或牛馬氣、兒子吸着

且奈兒子五藏血氣未就嬌嫩，遂吸着其氣，
乃積在心藏，日往月来，被風乘虛而發，此之
候。嬰童宝鑑小兒客忤歌：

客忤多因人物衝，更遭兒氣亦相同，
青黄吐出并白沫，水穀開張腹又疼，
面色五般時变動，脉絃急数不干風，
一同癇吊多驚証，兩日依常要有風。

千金治少小中客忤，強項欲死方，
取衣中白魚十枚為末，以傅母乳頭上，令
小兒飲之，入咽立愈。一方二枚，着兒母手，

掩兒臍中、兒吐下愈、亦以摩兒項及脊強處、

千金治少小客忤、二物黃土塗頭方、
灶中黃土、蚯蚓屎、等分擣合、和水和如雞子黃大、塗兒頭上及五心、良、一方云、雞子青和如泥、

千金又方、
吞射香如豆大許、立愈、聖惠研如粉、清水調一字、廣利方治客忤、用射香調塗兒口、

千金治少小犯客忤、發作有時者方、

以母月衣覆兒上、大良、

千金翼、治小兒新生客忤中惡發癇發熱、乳哺不消、中風反折、口吐舌、并疰忤面青、目上插、腹滿癲癇、羸瘦疰、及三歲不行、双丸方、

上射香　牛黃　黃連 宣州者各二兩

丹砂　特生礬石 燒　附子 炮去皮

雄黃　桂心　烏賊魚骨 各一兩

巴豆 六十枚去皮心熬

赤頭蜈蚣 一枚熬、聖惠與此方同、独射香牛黃減半、蜈蚣加半、

右一十一味、各異擣篩、別研巴豆如膏、乃
内諸藥、鍊蜜和、擣三千杵、密塞之、勿泄氣
生十日二十日至一月日、服如黍米大二
丸、四十日至百日、服如麻子大二丸、一歲
以上、以意增加、有兒雖小而病重者、增大
其丸、不必依此丸、小兒病客忤、率多耐藥
服藥當汗出、若汗不出者不差也、一日一
夜四五服、以汗出為差、凡候兒中人者為
人乳子未了而有子者、亦使兒客忤、口中
銜血即月容也、若有此者、當尋服此藥、即

兒可全也、口聚唾腹起熱者、當灸臍中、不過二七壯、并勤服此藥、若喜失子者、產訖兒墮落地、声未絶、便即以手指刮舌上、當得所銜血如悲葉者、便以藥二丸如粟米大服之、作七日乃止、無不瘥也、若無赤陽蜈蚣、赤足者亦得、三枚皆斷取前兩節、其後分不可用也、

外臺、崔氏又療兒若卒客忤中人、吐下不乱哺、面青、脉変弦急者、以浴之方、

取銭七十文、以水三斗、煮令有味、適寒温

浴兒良、聖惠同、青銅

亦一匀汁文、

子母秘録、治小兒卒客忤死、

燒桔梗末三錢匕、飲服、

集驗、主小兒客忤、

墨擣篩、和水溫服半錢匕、好墨入藥、粗者

不堪、

食療、治小兒客忤、

熊骨煮湯浴之、

日華子、治小兒客忤、

烏雌雞糞炒服、

元和紀用經療小兒客忤、

擣菖蒲汁內口中、

又生艾汁內口中、

又磨刀水三四滴妙、

聖惠治小兒血脈盛實、寒热作時、四肢驚掣、發熱大吐、兒若已能進哺、中食不消壯熱、及变蒸不解、中客忤人、鬼氣并諸癎等、並宜服龍胆散方、

龍胆去芦頭　釣藤　柴胡去苗

甘草炙微赤剉　赤茯苓　黄芩

桔梗去芦頭　赤芍藥　川大黄剉碎微炒各一分

蜣蜋三枚去翅足微炒

右件藥擣粗羅為散，每服一錢，以水一小盏，煎至五分，去滓，量兒大小分減溫服，日四五服。

聖惠辟小兒諸般驚啼顫瘛瘲，初養下便與乳母帶，辟諸驚忤之氣，雄黄丸方。

雄黄　煎香　白膠香

降真香末　鬼臼去毛為末各一兩

虎頭骨微炙　猴孫頭骨微炙各三分

射香　白龍腦　乳香各一分

大蛇頭一枚，炙

右件藥，都研令細，用熟棗肉和，丸如彈子大，初長兒前先燒一丸，次用絳絹袋子，滯一丸於身上，辟一切驚忤之氣。

聖惠，治小兒中客忤体熱方。

白龙骨　葛根剉，各一分　牛黄細研，半月

右件藥，擣細羅為散，每服以温水調下半錢，日三四服。

聖惠，治小兒客忤驚啼壯熱，犀角散方

犀角屑　麦門冬（去心焙）　釣藤

朱砂（細研已上各一分）　牛黄（細研半分）

射香（細研三大豆）

右件藥擣細羅為散，入研了藥令匀，每服不計時候，以金銀温湯調下半錢。

聖惠治小兒客忤驚啼吽方。

灶中黄土（二月）　雞子（一枚去殼）

右件藥相和，入少許水調，先以桃柳湯浴兒後，將此藥塗五心及項門上。

聖惠又方。

豬乳一栗殼 牛黃末一字

右件藥相和漸々滴兒中口佳

聖惠治小兒卒客忤軀啼腹堅滿雀糞丸方

雀糞一分 當歸半分剉微炒

右件藥搗羅為末煉蜜和丸如麻子大五十日兒每服一丸以乳汁下日三四服更量兒大小以意加減服之

聖惠治小兒中客忤數致死心腹痛雄黃散方

雄黃

右件各等分都研細為散周晬兒每服一

字、用刺雞冠血調灌之空心、午後各一服、更隨兒大小、臨時以意加減、嬰孺方云、無射香、以牛黃代之、

聖惠治小兒卒中客忤方、

銅照子鼻

右燒令赤、着少許酒中淬過、少々與兒服之、

聖惠治小兒客忤壯熱、浴方、

白芷根、苗　苦參

右件藥等分、粗擣為散、用清漿水煎入鹽

少許以浴兒浴了用粉摩之佳

聖惠又方

右取李葉煎湯去滓溫洗浴兒差

聖惠又方

新馬糞一枚

右水絞取汁與兒時々服少許

聖惠治小兒客忤欲狠狽狽方

右抱兒於廁前取屎草燒灰為末水調

少許即愈

聖惠治小兒卒中客忤禁箓

[illegible]　[illegible]

右件符、並朱書、額上貼之、

譚氏殊聖治客忤方、

忽爾連々哭不休、渾身壯熱脉如釣、鷩
啼不得寃寃神鬼、客忤傷心不自由、犀角
雄黄相共擣、桃符煎水看稀稠、人々茯
苓車前子、丸喫三服請不憂、

安神丸

生犀末半分　雄黄研　人々

茯苓　車前子各一分

右為末，取桃白皮一兩，桃符一兩，二味，以水三升同煎至一升，去滓，更煎成膏，和前藥，丸如麻子大，每服三丸，芍藥湯下。

譚氏殊聖又治客忤方。

小兒哽氣築心連，喘息多愁胃口涎，唯有此疾宜早治，為緣客忤氣相煎，看々病狀医難效，速取真珠散半錢，龍腦生犀香附子，小兒餐了保身安。

真珠散

真珠末四分　生犀末二分　香附子末一分

龍腦半字

右同研，每服一字，桃仁湯調下，乳母忌生冷油膩一切毒物半月。

嬰孺方，治中客忤人，吐下面青黄，脉弦急者，右取水三斗，煎令有味，浴兒差。

嬰孺方，治小兒客忤吐痢，白扇湯方。

白扇　牡蛎各四分　蜀漆二分

附子一分炮

右以水二升，煮四合，適温冷晚服一合湯方。

嬰孺方、治小兒少小客忤痛、及氣滿常痛、射香湯方、

射香大豆大弍顆　半夏洗　黄耆各一兩

甘草炙　干姜　桂心各半兩

右水三升、煮八合、下射香末、再煎一小沸、先食服三合、

嬰孺方、治少小兒客忤丸方、

蠅屎秋夏預於蠅多處收丸、

右小兒一服一黍大、大兒麻子大一丸、大良、

嬰孺方、治小兒中忤一味餅方

灶黄煻灰火一升

石以醋溲入疎絹袋中挼作餅狀、摩兒背上、灰冷去之、破看灰中有人毛、牛馬猪羊等毛皆有形似以毛別之、灰置婦人脚上、先試之、乃可置兒背上、仍數搖動、勿令太熱、

張渙嬰兒血氣未實、皆神氣軟弱、除父母及乳養之常照管外不可令見生人及抱往別房異户及不可見牛馬獸畜等、其父母家人

之類、自外及寅夜行歸家、亦不可見兒、恐經履鬼神粗惡暴氣、若犯人令、兒吐下青黃赤白水穀鮮雜、其狀似發癇者、但眼不上戴、脉不弦急、名曰客忤、宜用辟邪膏方、凡斷乳小兒、亦有中惡卒暴者亦宜服此藥、立至蘇省、

降真香剉　白膠香　沉香

虎骨微炙　鬼臼去毛　草龍膽

人參去蘆頭　白茯苓

右件各半兩、擣羅為細末、次入水磨雄黃半兩細研水飛、次研麝香一錢、都勻拌、鍊

蜜和，如鷄頭大，每服一粒，煎乳香湯化下，及別丸如彈子大，用緑絹袋子盛，令兒衣服上帶之，仍臥內常燒，神妙。

劉氏家傳方：小兒客忤，曉夜啼叫不已，菩薩退和紙燒通赤，以瓷甌盖，勿失性，研入射香少許，濃煎金銀薄荷湯調下，或未能飲藥，只調塗乳頭上，或乳汁調下。

嬰孺方：治小兒客忤驚啼，以爪々兒手大指甲徹內際，汁出即止。

嬰孺灸法：治客忤吐不止，灸手心主間使大

都隱。三陰交合三炷。

嬰孺又灸法，大椎下第五節，及灸足踝後黃白肉際二七炷，立差。

嬰孺載葛氏灸法，小兒中客忤惡氣，灸兒臍上下左右各半寸，及灸兒鳩尾下一寸，凡五處，各三十壯。都主兒百疾。

嬰童寶鑑，小兒客忤，灸九角，在耳尖上入髮際，又灸陽門，在當陽下入髮際。

中人忤第三 犯人噤附

千金論中客忤與中人中馬忤，皆通而為一，

治法亦多同然不能無少異爾
葛氏肘後治小兒中人吐下黄水用水一斗
煮錢十四文以浴之
葛氏又法取水和粉并熟艾各為丸雞子大
摩小兒五心良久擘毛出差
葛氏肘後徐王神效方治小兒吐乳四肢皆
軟謂之中人忤
桂心三两水二升煮取一升半分三服又
将濃滓塗五心常令温之 嬰孺方治中人忤桂心二两水三升煮一升半

千金、治卒中人忤方、

剪取驢前膊胛上旋毛大如彈子、以乳汁煎之、令毛消、藥成著乳頭上飲之、下喉即愈、

千金又方、

燒母衣帶三寸并髮、合乳汁服之、

千金又方、

取牛口沫、傅〔傳〕乳頭飲之、

千金又方、

取牛鼻津服之、

千金、治小兒寒熱及悪氣中人〻一物猪蹄散方、

猪後脚懸蹄焼末、擣篩以乳汁飲一撮立効（欬）、

千金、治少小見人来不佳、腹中作声者、二物焼髮散方、

用向来者人顖上髮十茎、断兒衣帯少許、合焼灰細末、和乳飲兒、即愈、

千金、治小兒中人忤、軀啼面青腹強者、一物猪通浴方、

猳猪通二升、以杰湯灌之、適寒温浴兒、

食医心鑑、小兒寒熱惡氣中人、亦以濕致為

丸、如客忤法、

嬰孺方、治小兒中人忤方

右取生肫腰（豚）湯浴肫取汁浴兒立差、

嬰孺又方、

馬通

右燒為灰、酒三升、煮沸浴兒、

嬰孺方、治小兒生五六日、卒得口噤不能乳、

有候中人者、啼声不出、死不治、覺晩者死、覺

早者、氣未入藏腑、又微引乳者、宜此湯治之

甘草炙　龍骨　茯苓

牡蛎煅赤　干地黄　黄芩各一分

當歸　桂心各半两、已上切之、

右取淡竹瀝一升、煮取五合、絞去滓、下白蜜一合服之、消息節之、

嬰孺治小兒暴驚啼絶死、或外人入戶、邪隨來或病人見其病名陷、衆医不治、千金湯方

蜀漆　左顧牡砺煅赤、各一分、

右以漿水一升、煮五合、溫服一合、喋不能

咽含之令下、即差、

附茅先生方、小兒生下犯人噤候、面青黑合噙眼閉吐逆不下乳、此候因生下來、不免外人看問、或有腋氣或因婦人月假不淨、或外人帶邪神觸着生下來大故乳哺使觸異氣之物氣血末（未）就、又被風邪擊致、此所治者先用硃砂膏、方見驚積門中乳上吮下後用鎮心丸、方見一切驚門中與服即愈、如見不下乳、眼視肚硬死候、大凡初生下兒子家中人不見不可便與外人入房看問人家各有神祇、又恐婦人腋

氣、及月假不淨觸着、恐中客忤、此即是養兒之法、

中馬忤苐四

千金論曰、既諸乘馬行得馬汗氣臭、未與洗易衣裝、而便向兒邊、令兒中馬客忤、兒卒見馬來、及聞馬鳴驚、及馬上衣物馬氣、皆令小兒中馬客忤、慎護之特重一、歲兒也、

聖惠、凡人乘馬到人家、人身有馬汗、不暇湯浴、則須換衣服、不暇換衣服、即食頃間歇定方得親近小兒、若不如此、則小兒中馬毒客

忤或、初御馬、々氣未歇、將鞍轡等物、逼近小兒、兒聞馬嘶便驚、皆因中馬毒客忤、其狀腹痛吐下青黄白色、水穀解離、甚者致夭也、

千金、治小兒中馬客忤法、中客十人皆可用、

用粉為丸、如致法、摩兒手足心、及心頭臍上下、行轉摩之、呪曰、摩家公摩家母摩家子兒、苦客忤從我始、扁鵲雖良、不如善唾良、呪訖棄丸道中、

千金又方

取一刀、橫著灶上、解兒衣發其心腹訖、千金

翼、以發字作擬、取刀持向兒。吮之唾、輙以刀擬向心腹啡啡曰、音非、出唾貌、煌煌日出東方、蓄陰向陽、葛公葛公、不知何公、千金翼云、葛公葛母、不知何公、子、來不視去不顧、過與生人忤、梁上塵天之神戶下土、鬼所經、大刀鐶犀對灶君、二七唾客愈兒驚、唾啡啡、如此二七啡啡、每唾以刀擬之、吮當三遍乃畢、用致九、亦如上法、五六遍訖、取此丸、破視其中、有毛、棄丸道中、人馬客忤即愈矣、

簡要濟衆、治小兒中馬毒客忤、取馬尾、於兒

向前燒、令兒咽煙氣、日燒之差為度、

聖惠又方、

右取馬口角沫塗兒口中效、

被魃第五 繼病附

巢氏病源小兒被魃候、小兒所以有魃病者、婦人懷妊、有惡神導其腹中胎、妬嫉而制伏他小兒令病也、妊娠婦人不必悉能致魃、人時有此耳、魃之為疾、喜微々下、寒熱有去來、毫毛鬢髮鬇鬡不悅、是其證也、

千金論曰、魃者小鬼也、音奇 宜服龍膽湯、方見癇門

中凡婦人先有小兒未能行，而母更娠，有使兒飲此乳，亦作魃也。令兒黄瘦骨立，髮落壯熱，是其證也。令繼病，是此症。

嬰童寶鑑：小兒微痢腹脹，寒熱去來，毛髮鬡鬡，曰魃疾。魃音奇。是小兒鬼也。蓋母腹有妊娠，即腹中子之靈識之嫉妬也，非母之魃乎？緣百靈娠熕身外，其嬰兒眼淨即畏之，致此患也。

千金治魃方：

炙伏翼，熟嚼哺，

千金治少小客魃挾實，白鮮皮湯方。

白鮮皮　大黄　甘草炙各一兩

芍藥　茯苓　細辛

桂心各十八銖

右七味㕮咀，以水二升，煮取九合，分三服。

千金翼白馬眼主小兒魃，母帶之。

聖惠治小兒中魃，面色白赤而復变青者，如醉色，故復發作，面赤，若青黑色繞口不治，覺病候晚着死，覔之早着所中邪氣，未入藏腑，又徵引亂香可服此甘草散方。嬰中客忤門中方同而分

两（下同，又此不用竹瀝煎）

甘草（炙微赤剉） 龍骨 赤茯苓

牡蠣（燒為粉） 生干地黄 黄芩

桂心（各一分） 當歸（半两剉微炒）

右件藥搗粗羅為散，每服一錢，以水一小盞，入淡竹葉七片，煎至五分，去滓，入白蜜一錢，更煎一两沸，量兒大小，以意分減溫服，日三四服。

聖惠治小兒中魃挾實，宜服大黄丸方。

川大黄（剉碎微炒） 白鮮皮 甘草（炙微赤剉各半两）

犀角屑　黃芩　赤茯苓

赤芍藥已上各一分

右件藥擣羅粗爲散，每服一錢，以水一小盞，煎至五分，去滓，量兒大小加減服，日三四服。

聖惠治小兒生十餘月後，母又有娠，令兒精神不爽，身骨萎瘁，名爲魃病，宜服伏翼散方。

右取伏翼燒爲灰，細研，以粥飲調下半錢，日四五服效，若炙令香熟，嚼之哺兒亦效。千金以此方治魃，亦治繼病，大抵二病不相遠。

至惠又方、

冬瓜切　萹竹剉

右件各四兩、以水三升、煎作湯放温々以洗浴兒效、千金亦以治魃、

至惠又方、

龙胆半兩、去芦頭、

右以水一中盞、煎至六分、去滓、量兒大小漸々分減服之、

張渙虎骨丹方、治被魃病、

虎頭骨微炙　鬼臼去毛　草龍胆

鬼箭 已上各一分 琥珀 白膠香 已上各半兩

右件擣羅為細末，鍊蜜和如黍米大，每服十粒立，乳香湯下，量兒大小加減。

継病本草伯劳毛主小兒継病，継病者，母有娠乳兒，兒兒有病如瘧痢，他日亦相継，腹大，或差或發，他人相近，亦能相継，北人未識此病，懷娠者取毛帶之。

喜啼第六

葛氏肘後，小兒汗出，舌上白，憙驚者，衣厚過熱也，鼻上青，皮及下痢，青乳不消，喜啼者，衣薄

過冷也、小兒多患胎寒、好啼晝夜不止、因此成痼、宜急與當歸散、（方見本門中）

錢乙論胃啼云、小兒。觔骨血脉未成、多哭者、至小所有也、

嬰童寶鑑、小兒玉銜爲生下時、口內惡血、取之不盡、致隨声入腹、令腹急口噤、下青黑糞、不乳而啼也、

葛氏肘後當歸散、治小兒喜啼方、

當歸末之、取小豆大、以乳汁與咽之、日夜三四度即差、若不差、當歸半兩小胠卵一

具並切之、少酒一升二合、同煮取八合、服半合至一合、隨兒大小、日三夜四、神驗、

外臺、備急或常好啼方、

取犬頸（頭）下毛、以絳囊盛、繫兒兩手、立效、

嬰孺治小兒啼、日夜不止、胷滿氣脹、膈中逆哯嘔腹痛方、

芍藥　桂心各三分　芎

黃芩　署蕷各一分

右同炒色变為末、米汁下一刀圭、日進三服、夜再服、知為度、

驚啼第七

巢氏病源小兒驚啼候、小兒驚啼者、是於眠睡裏忽然啼而驚覺也、由風熱邪氣乘於心、則心藏生熱、精神不定、故臥不安、則驚而啼也、

錢乙論、驚啼者、邪熱乘（乘）心也、當安心、安神丸主之、方見本門

万全方小兒啼叫方論、小兒有驚啼、有夜啼、有躽啼、夫驚啼者、由風邪乘心、藏腑生熱、心、則精神不定、睡臥不安、故驚啼、夜啼者、藏冷

也、夜則陰盛陰盛相感、痛甚於晝、故令夜啼、

一云、有犯觸禁忌、亦令兒夜啼、可作法術斷

之、其軀啼者、由腹中痛甚、兒身軀張氣壅而

啼也、又有胎寒而啼者、此兒在胎時、已受病

也、其狀腸胃虛冷、不消乳哺、腹脹下痢、顏色

青白、而時或啼叫是也、

五関之真珠囊論、小兒驚啼者、睡裏驚啼、因

風熱而得、邪氣在心生熱、精神不定、故不安

而驚也、

翰林待詔楊大鄴問、小兒夜啼驚熱搐搦者

為何答曰、自妳毋不慎口、恣餐諸毒之物、壅入妳堂、或即变蒸未觧、客忤受驚、但是小兒神氣虚怯、脉息微細、妳壅而成驚、則有热、、則生病、驚热共觸於心、、為帝王、心不受觸、是五臓之主、心既受觸、是致夜啼驚叫膔裹搐搦、感識人迷徒、早不尋医、直淂目帶上番、手脚痺瘲揮發、虚霍而求神拜鬼、荒忙書符、啓是励疾為痾、須是藥餌良医、人之性命不可軽耳、

顱顖經、治小孩兒風癇驚啼不吃妳、希情丸

方。

豕睛一隻　犀角　子芩各六分

梔子仁　大黄各十分

右五味為細末，煉蜜丸如梧桐子大。驚啼不嗅乳汁，下一服七丸；風癇米飲下五丸至七丸，兒小減丸，取利為度。忌毒物。若有虛熱，加知母六分。

千金犀角丸，主小兒五驚夜啼。

犀角六銖　牡蠣煅赤　川大黄各九銖

黄芩半兩　蚱蟬二枚　牛黄如小豆五枚，別研右六味末之，蜜丸如麻子，等裹兒服二丸，隨兒大小以意增減之。崔氏名五驚丸，嬰孺方易龍角以龍骨，名龍角丸。

千金方：千金湯主小兒暴驚啼絕死，或有人從外來，邪氣所逐，令兒得疾，衆医不治方。

蜀椒　左顧牡蠣各六銖碎

右二味，以酢漿水一升，煮取五合，一服一合。

千金翼阿伽佗藥，主諸種病，久服益人神色，無諸病，兼治小兒驚啼方。

紫檀　小蘗　茜根

欝金　胡椒各五両

右五味、擣碎為末、水和内臼中、更擣一万杵丸、如小麦大、陰乾、用時以水磨而用之、諸小児驚啼、以水煮牡蠣、取汁半合、研一丸如梧桐子、塗乳上、令児飲乳、母慎酒肉五辛、諸小児新得風癇、以竹瀝半合、研一丸如梧子、服之、二服止、慎如前、

仙人水鑑、児生下多驚啼声噎、庸医云、是氣急、此誤人命、宜使此方、

収取黄葵四月花陰乾擣散入馬牙黄連四分加黄蘗四味神方力莫加右以冷水調下一字至一匁服之立驗

外臺廣濟療小児五驚夜啼龍角丸方

龍角 黄芩 大黄各二分

牡丹皮一分 蚱蟬一枚炙 牛黄小豆大五枚

右六味擣篩蜜和丸如麻子少小以意増減之甚良千金牡丹作牡砺仍分両不同

雀氏名五驚丸

廣利方治小児驚啼發歇不定

川真好射香研細，每服清水調下一字，日四

三服，量兒大小服。

集驗方，治小兒五邪驚啼悲傷。

鯪鯉甲燒之作灰，以酒或水和，服方寸匕。

出本草。

聖惠治小兒驚啼，犀角散方。

犀角屑　釣藤　川升麻

黃芩　甘草 炙微赤剉，各一分

人彡 参分，去芦頭，

右件藥擣，粗羅為散，每服一錢，以水一小

盞，煎至五分，去滓，量兒大小分減服。

至惠治小兒驚啼，羚羊角散方。

羚羊角屑　黄芩　犀角屑

甘草（炙微赤，剉）　茯苓（各一分）　麥門冬（半兩，去心，焙）

右件藥，擣羅為散，每服一錢，以水一小盞，煎至五分，去滓，量兒大小分減服之。

至惠，治小兒驚啼壯熱，心煩不得穩睡，宜服鈎藤散方。

鈎藤　龍胆（去蘆頭）　犀角屑

茯苓　黄芩　甘草（炙微赤，剉）

右件等分，擣細羅為散，每服一錢，以水一小盞煎至五分，去滓，量兒大小分減頻服之。

圣惠治小兒驚啼煩熱，眠臥不安，龍齒散

龍齒　麥門冬去心焙，各半兩

赤芍藥　川升麻　川大黄剉碎，微炒

甘草炙微赤，剉，各一分

右件藥擣粗羅為末散，每服一錢，以水一小盞煎至五分，去滓，量兒大小分減頻服之。

聖惠治小兒風熱驚啼牛黃散方

牛黃細研 犀角屑 人參去蘆頭

茯神 防風去蘆頭 細辛

蚱蟬去足頭微炒 蜣螂醋拌微炒 朱砂細研

甘草炙微赤剉

右各等分，擣細羅為散，入研了藥，更研令勻。一二歲兒，每服一字，用竹瀝調服；三四歲兒，每服半錢，不計時候服。

聖惠治小兒驚啼不止，犀角丸方。

犀角屑半兩 羌活 胡黃連

龙齿各一分

右件藥擣、羅為末、煉蜜和、丸如菉豆大、每服煎金銀湯研破三丸服之、日三四服、量兒大小、以意加減、

聖惠治小兒初生、及一年內兒、多驚啼不休、或不得眠卧、時々肚脹、有似鬼神所為、赤芍藥散方、

赤芍藥　桂心　白朮

甘草炙微赤剉　川大黄剉碎微炒

右各等分擣、細羅為散、每服一錢、以水一

小盞煎至五分量兒大小加減溫服

聖惠治小兒驚啼煩悶壯熱少得睡牛黄丸方

牛黄半分　壯蠣燒為粉　川大黄剉碎微炒

黄芩　龍角各一分

右件藥擣羅為末煉蜜和丸如菉豆大滿月兒以乳汁研破服二丸一歲兒以薄荷湯下五丸餘以意加減服之

聖惠治小兒驚啼發啼即熱潮手惕々大便或青或黄或赤白雄黄丸方

至惠、治小兒寒熱、驚啼不安、雷丸浴湯方、

雷丸　牡蛎粉　黄芩

細辛各三分　蛇床子一兩

右件藥、以水一斗、煎取七升、去滓、分為兩度、看冷煖用、先令浴兒頭、勿令水入耳目、次浴背髆後、浴腰已下、浴訖避風、以粉撲之、

嬰孺、治小兒夜瞠忽驚啼不識母、々喚之搖頭方、

右小兒忽驚啼不識母者、是夢中見母弃

之去、謂母實去故啼、但令人把坐于暗中、令母從外把大火入來、喚之即止、所以然者、謂母去還來也、此方天下未之知、隱居効方、

嬰孺、治小兒驚啼不安、此腹痛故也、至夜輙極狀如鬼禍、五味湯方、

五味子 當歸 白朮各三分

甘草炙 桂心各二分

右以水二升、煮一升、為服三、量與之

嬰孺、治少小喜驚啼、藏氣不足、或邪氣所動、

金匱銀屑鎮心丸方、

銀屑　虎骨　城門上雞頭（炙黃）

細辛　雄黃（已上各一分）　独活

磁石（飛各半分）

右為末蜜丸、兒生百日丸桐子大、絳紗袋盛繫男左女右、十日已上、兒驚者、左右臂及兩足俱繫之、亦可塗手足心、合時面東、忌雞犬婦人見之、

嬰孺、治少小驚啼怕怖寒熱、細辛膏（音）方、

細辛　桂心　白斂

蜀椒　烏啄各三分　厚朴五分

右以豬脂一斤，煎藥三沸，絞去滓，火炙手，摩腹背炙三斗米久，百痛寒熱皆可用之。藥性稍温，須审寒熱方用之。

錢乙蟬花散，治驚風夜啼，咬牙咳嗽，及療咽喉壅痛。

蟬花和殼　白姜蚕直者，酒炒熟　甘草炙，各一分

延胡索半分

右為末，一歲一字，四五歲半錢，蟬殼湯下，食後。

錢乙安神丸

麥門冬（去心焙） 馬牙硝 白茯苓

干山藥 寒水石（研） 甘草（各半兩）

朱砂（乙兩研） 龍腦（乙字研）

右末之，煉蜜為丸，雞頭大，每服半丸，沙糖水調下，無時。

張渙嬰兒眠睡著，忽啼哭驚覺，面赤口乾，狀若神祟，即非夜啼，乃風熱邪氣，乘於心藏，名曰驚啼，宜用牛黄膏方，（常服除胎熱。）

真牛黄（別研） 牡蛎（燒為灰，別研，為粉，各一分。）

人参去蘆頭　甘中炙，各半两

已上並搗羅為細末，次用辰砂朱砂

水磨雄黃並細研，水飛，各一分　龍腦研，半分

右件諸藥一處研細勻，煉蜜和成膏，如雞

頭大，每服半粒至一粒，薄荷湯化下，乳食

後。

劉氏家傳方，小兒驚啼。

寫天心二字於顖門上，寫泥圓一字於丹

田上。

長沙醫者丁時發傳，治驚啼方。

孩兒咬齒即因驚，唇赤饒乾面色青，梦裏有時頻叫喚，青雲散子早惺惺。

青雲散

石蓮心一分　天南星炮　蜲蚕取直者

蝎　鬱金皂角煮，各一分半

雄黄一分　粉霜半分

右件為末，每服一字半錢，看大小蜜湯調下。

躽啼第八

巢氏病源：小兒躽啼候：小兒在胎時，其母將養傷於風冷，邪氣入胞，傷兒藏腑，故兒生之後，邪猶在兒腹內，邪動與正氣相搏則腹痛，故兒軀張蹙氣而啼。

嬰童寶鑑 小兒軀啼歌

小兒胎裏受風寒，生下啼呼不湯（渴）安，
腹痛軀張常蹙氣，良工明候細尋看。

千金 治小兒胎寒軀啼，腹中痛，舌上黑，青涎下，當歸丸，一名黑丸方。

當歸　狼毒各九銖　吳茱萸一作杏仁
蜀椒各半月　細辛　干姜炮

附子炮去皮臍 各十八銖　豉七合

巴豆去皮膜 十枚

右九味擣七種，下篩秤藥末令足，研巴豉如膏，稍々內末，搗令相容和，桑栝盛，蒸五升米飯下，出，擣一千杵，一月兒服如黍米一丸，日一夜一，不知稍加，以知為度，亦治水癖。

千金馬齒礬丸，治小兒胎寒，腽啼驚癇，腹脹不嗜食，大便青黃，并大人虛冷內冷，或有實不可吐下方。

馬齒礬一斤燒半日，以棗膏和，大人服如梧子二丸，日三，小兒意減之，以腹內溫為度，有實實去為妙。

千金：治小兒忽患腹痛，夭矯汗出，名曰胎寒方。

煮梨葉濃汁七合，可三四度飲之。

外臺：千金小兒因宿乳不消，腹痛驚啼，牛黃丸方。

大附子二枚炮去皮　牛黃三銖

巴豆去心皮熬　杏仁去尖皮熬別擣　真珠各一月研

右五味搗附子真珠下篩別擣巴豆杏仁令如膏內附子及牛黃擣一千二百杵若乾入少蜜成之百日兒服如粟米一丸三歲兒服如麻子一丸五六歲兒服如胡豆一丸日二先乳哺了服之臈上下悉當微轉藥全出者病愈散出者更服

圣惠治小兒躽啼腹脹胷滿牡蠣散方

牡蠣燒為粉　伏龍肝細研　甘草炙令微赤

蒼朮剉炒熟各一分　射香半分細研

右件藥於木臼內搗細羅為散每服半錢

研陳米泔澄清，煎竹茹湯調服，量兒大小增减服之。

聖惠治小兒軀啼不止，牛黄丸方。

牛黄一分，細研　代赭石　牡丹各三分

射香一分，細研

右件藥擣羅為末，都研令勻，錬蜜和丸如菉豆大，每服以温水下兩丸。

聖惠又方。

燒豬糞以沸湯淋取汁，看冷煖浴兒，并共少許服之。

聖惠又方

右以新馬糞一塊絞取汁喫服之

聖惠治小兒胎寒軀啼溫中止痛雀糞丸方

雄雀糞一分 牛黃細研 赤芍藥

芎藭各半兩 當歸一兩剉微炒

右件藥擣羅為末煉蜜和丸如麻子大百日兒每服以乳汁下一丸日三服量兒大小以意加減服之

聖惠治小兒胎寒虛脹滿不嗜食大便青夾白濃及欲發癇宜服調中丸方

當歸半兩，剉，微炒　細辛　川椒去目及閉口者，微炒，去汗，各乙分

狼毒半分，炒黃　附子一枚，炮裂，去皮臍

杏仁十二枚，湯浸，去皮尖，炒微黃　巴豆二十枚，去皮心，出油尽

豉四合，炒微焦

右件藥擣羅為末，鍊蜜和，擣三五百杵，以器盛之。未滿百日兒，以溫水下一丸如麻子大；一二歲兒服二丸，量兒大小，以意加減服之，以利為度。

聖惠：治小兒五十日以來，胎寒腹痛，微熱而驚，聚唾弄舌，軀啼上視，此痼之候，宜服此方。

豬腎一具，薄切，去脂膜　當歸一兩，剉，微炒

右只當歸一味粗擣，二味相和，以清酒一升，煮至七合，去滓，每服取如杏仁大，令兒嚥之，日三服，夜一服，量兒大小，以意加減，良。

聖惠又方

衣中白魚二七枚

右以薄熟絹包裹，於兒腹上迴轉摩之，以差為度。

嬰孺治少小胎寒，腹痛軀啼，黄耆散方

黄耆　當歸　芎

干姜各四分　甘草三分　黄芩六銖

右為末、二十日兒用乳汁和一胡豆大、四日三夜、一五十日一小豆大、百日二小豆大、藥温中無毒、若無黄耆可闕也、兒生便服、使寒氣不得生、亦不吐、服之朞年止服妙、若寒氣疞痛、啼不可忍、以水煮飲之、如服理中丸法、服藥補益之可數十倍節度無苦、

嬰孺、治少小兒啼、夜不安、欲驚、腹中風痛、如中風發有時、夜則甚、如有鬼禍方、

當歸　芍藥各一兩　甘草半兩，炙

桂心　白朮各二兩

右切，以水二升，煮八合，服一合，日進三服，

量嬰服之。一方無芍藥，有五味子二兩。

嬰孺，治少小躽啼，掣縮吐哺，當歸丸方。

當歸　干姜　細辛

附子各六銖　狼毒二銖

吳茱萸半合

豉三合，炒　杏仁二十枚，去皮，炒

右為末，蜜丸黍米大，小兒一丸，日進三服。

大兒二九、量與之、亦治胎寒、

嬰孺治小兒胎寒、聚唾弄舌、躽啼反張、怒驚、當歸散方、

黄耆　細辛　當歸

黄芩　龍骨　桂心各二分

芍藥律分

右為末、乳汁調服一大豆許、日進三服、夜一服、

張渙嬰兒在胎之時、其母將養一切不如法、及取涼飲冷過度、冷氣入兒腹胃、使胎氣不

強致生下羸弱多病，俛仰多啼，名曰軀啼，宜用養藏湯方。

川當歸一兩　沉香　丁香

白朮　桂心　川芎各半兩

右件擣羅為細末，每服一錢，水八分，入生薑二片，煎至四分，去滓，放溫，時時滴口中。

劉氏家傳治小兒胎氣弱，陰陽不調，晝夜軀啼不已。

好乳香水中坐乳鉢研細秤　沒藥別研

木香　薑黃各四分　木鱉子仁二十枚

右先將後三味同為細末，次研入上二味，
鍊蜜和成劑收之。每一歲兒可服半皂子
大，餘以意加減，煎鈎藤湯化下，無時。次用
魏香散。

劉氏家傳魏香散

蓬莪茂（半兩，溫紙裹煨） 真阿魏（一分）

右先用溫水化阿魏，浸蓬莪茂一晝夜，切
焙乾為末。每服半錢，煎紫蘇米飲空心調
下。軀啼稍愈，服開胃圓（圓）。

劉氏家傳開胃方

白术　　木香　　蓬莪茂

人参　　當歸 細剉炒 各半两　白芍藥 一分

右為細末、湯浸炊餅為丸、如黍米大、每服

五七丸、空心食前、煎麝（廝）香湯下、

王氏手集白术當歸煎丸方、治胎寒腹痛、遇

夜啼叫、身体軀脹、有如痼狀、吐哯不止、大便

酸臭、乳食雖多、不生肌膚、

白术　　當歸　　木香

右等分為細末、鍊蜜為丸梧子大、每服一

丸、煎木香湯化下、

夜啼第九

巢氏病源小兒夜啼候、小兒夜啼者、藏冷故也、夜陰氣盛、與冷相搏則冷動、冷動與藏氣相并、或煩或痛、故令小兒夜啼也、然亦有犯觸禁忌、亦令兒夜啼、則可法術斷之也。

茅先生方、小兒生下三臘已前有中夜啼、其候屬脉、遇起灯前後發啼、至天明不住、如見此候、用抹唇膏、方見本門中 遇夜抹上下兩唇、更用朱砂膏、方見驚積門中 夜更無啼止。

漢東王先生家寶、小兒夜啼後、諸書皆以驚啼為熱、夜啼

為寒、獨漢東王先生以夜啼為熱、又以諸啼通言之也、

孩兒夜啼者、非是兒神為崇、蓋因胎熱伏心、其母懷妊時、或值熱月、或好吃熱食、流入胞中、養後入於心藏、故使熱入心而夜啼、陰則與陽相刑、熱則與陽相合、腹中躁悶、所以夜啼、日屬陽、夜屬陰、日中不哭、夜使多啼、

水鑑先生論云、天蒼々、天者上也、人以心為帝王一身之主、故呼為為天、蒼々者、被外風所傷、故云蒼々、生其別物、地王々、地者土也、脾屬中央、戊己土、故云地也、王々者是盛也、王者旺也、此是脾藏熱盛、小兒夜啼躁容堂、心是神之舍、亦呼為容堂、躁者即是轉瀉、

錢乙論夜啼云、脾藏冷而痛也、當於溫中之

藥及以法穰之、花火膏唆生之、方見本門中

嬰童寶鑑論小兒夜啼為腹有痛疼、并有神祟故陰盛於夜而發也、或驚亦夜啼、

惠眼觀證、凡小兒生下一七至一百二十日、或至三五歲、才方遇陰氣即便啼叫、大種夜啼自有三說、一心熱者夜啼、只用朱砂膏及天竺黃散服之、方並見重舌門中、薰以燈花塗乳上與吃、三五歲者、宜以鮓湯丸療之、方見急慢驚風門中、二臍下痛者夜啼、乃氣血所滯、因而躁悶、以烏梅散方見一切疳門中及槐角丸服之、

候有見灯愈啼者、乃心氣熱極、見灯不啼者、乃腑下痛、聊有所適、亦外作驗也、三無故而啼、夜中面目青色不識人、此邪氣所畜、宜以符法及驚藥相兼服、食有形證、嘗者以鮓湯丸通利、

嬰童寶鑑小兒夜啼驚啼歌、

小兒生下有三啼、一一從頭為說之
邪熱在心々內躁、忽然驚哭沒休時、
或因藏冷陰寒轉（摶）、或是神祇鬼物隨、
夜裏不眠啼至曉、夜啼根本各須知、

千金治小兒夜啼至明即安寐芎藭散方

芎藭　白朮炮　防己各半両

右三味治下篩以乳和與兒服之量多少又以兒母手捲臍中亦以摩兒頭及脊若二十日兒未能服散者以乳汁和之服如麻子一丸兒大能服散者以意斟酌之

千金治少小夜啼一物前胡丸方

前胡隨多少擣末以蜜和丸如大豆服一丸日二服稍加至五六丸以差為度

千金又方

交道中土　伏龍肝各一把

右二味，治下篩，水和少許飲之。陳藏器云：灶中土，及四交道土。

千金又方。

取馬骨燒灰，傅乳上飲兒，啼即止。

千金治小兒夜啼不已，医所不治者方。

取狼屎中骨，燒作灰末，水服如黍米粒大二枚，即定。外臺云一枚。

仙人水鑑孩子夜啼方。右取小孩兒頭髮三七寸，燒灰，湯調灌。

丁釘屋角並沒徹不如來取鉛中金黃丹

少許熬令熟、剪取髮毛燒灌靈之、

外臺、文仲隱居效方、小兒夜啼不安、此腹痛、故至夜輒劇狀似鬼禍、五味湯方、

五味子　當歸　芍藥

白朮各四分　甘草炙　桂心各二分

右六味切、以水一升、煎取五合、分服之、增減量之、

外臺、古今錄驗小兒夜啼如腹痛方、

䗪虫熬令煙出　芍藥炙　芎藭

右三味擣末、服如刀圭、日三、以乳服之、嬰孺

方以酒服、

外臺、古今錄驗又療小兒夜啼不止、腹中痛、

宜以乳頭散方、

黄耆　甘艸炙　當歸

芍藥　附子炮　干姜各等分

右六味為散、以乳頭飲兒丸、可胡豆三丸、

大小量之、嬰孺方以乳汁姿丸、

子母秘錄、小兒夜啼、胡粉水調三豆大、日三

服、

經驗方、治小兒夜啼、

灯心燒灰，塗乳，與吃。

姚和衆治小兒夜啼，取大虫眼睛一隻為散，以竹瀝調少許與吃。

聖惠治小兒夜啼，不可禁止，人參散方，

人參 去芦頭　茯神　甘草 生剉

川大黃 剉碎微炒　蛇黃　牛黃 細研

犀角屑　白芥子 微炒

右各等分，擣細羅為散，每服用水煎柳枝桃枝湯調下半錢，頻服效，量兒大小加減

服之、

聖惠、治小兒夜啼多不止、胃滿氣脹、膈中氣逆、吐嘔腹痛、芍藥散方、

赤芍藥　桂心　芎藭

黃芩　署預

右各等分擣、細羅為散、一月及百日兒、每服一字、粥飲調下、半年至一歲兒、服半錢連夜三五服、隨兒大小、以意加減服之、神效、

聖惠、治小兒夜啼壯熱驚懼、石膏散方、

石膏一兩 人參 龍骨各半兩

右件藥搗，細羅為散，每服一分，水一小盞，煎至五分，去滓，量兒大小分減，溫々服之。

聖惠，治小兒夜啼不止，腹中痛，宜以乳頭散方。

黃耆剉 甘草炙微赤，剉 當歸剉，微炒 赤芍藥 木香

右各等分，擣，細羅為散，每服取少許，着乳頭上，因兒喫乳服之。

聖惠，治小兒腹痛夜啼，牡丹丸方。

牡丹三分　代赭石　赤芍藥各半分

麝香一分，細研

右件藥搗羅為末，都研令勻，煉蜜和丸如麻子大，每服以蜜湯研下三丸，連夜四五服。

聖惠又方。

右以牛黃如小豆大，乳汁化破服之。

博濟方，消積滯，順三焦，利胃膈，定氣刺，攻痃腸腹脹痛，女人血氣，小兒氣夜啼多涎，並宜服万金丸。

舶上硫黄一分　巴豆去皮秤半分、二味同以生绡袋子盛、於浆水内用文武火煮一伏時、令別研令細、　附子炮

桔梗　當歸　陳橘去白各一分

柴胡去苗　青黛　干姜各半分

右為末、以麪糊丸如小豆大、每服二丸至三丸、温水下、血氣醋湯下、小兒夜啼、温水下一丸、水瀉生熟水下、血痢地榆湯下、白痢干姜湯下、化涎生姜湯下、一切氣煎生姜橘皮湯下、

茅先生方、小兒夜啼林辰膏、

蟬殼 一个去足　灯花 兩朵　朱砂 少許

右為末，如小兒夜啼，遇夜用雞冠血調藥，抹兒子上下兩唇，即止。次朱砂膏與服。

錢乙治夜啼，花火膏方。

燈花一顆

右取下塗乳上，令兒吮乳。

錢乙當歸丸，凡小兒夜啼者，藏冷而腹痛也。面青手冷，不吮乳是也，宜此方。

當歸 去蘆頭切焙秤　白芍藥　人參 切去頂各一分

甘草 炙半分　桔梗　陳橘皮 不去白各一分

右為細末，水煎半錢，時々少與服。又有熱痛，亦啼叫不止，夜啼發，面赤唇焦，小便黃赤，與三黃丸人參湯下。三黃丸方見實熱門中。

張渙：嬰兒藏寒，禀氣怯弱，或多顦顇，面色青白，遇夜多啼，甚者煩悶，狀若神祟，亦由觸犯禁忌所致，此名曰夜啼，宜用萬金散方。

沉香剉　丁香　人參去蘆頭

五味子　當歸洗焙乾，各一兩　赤芍藥

白朮剉，各半兩　桂心乙分

右件擣羅為細末，每服一錢，用淡溫漿水

一小盞、煎至五分、放溫時々滴兒口中、立效、

嬰童宝鑑、治小兒体熱、夜啼不乳食、紅桃散方、

天南星二个、中心作堝、内入朱砂令滿、用不鹹之水調中心末塗縫上、揑地作坑、安天南星在坑内、灰盖末定、以火燒色变、取出為末、

全蝎半分末

白附子大者二个

膩粉一分

右件研令勻、每服一字、用薄荷金銀湯下、

万全方、治小兒夜啼、及多腸痛、至夜輒劇（劇）状

似兒祟、五味子散、

五味子　當歸 微炒　赤芍藥

白朮 已上各半兩　茯神　陳橘皮 去瓤

桂心　甘草 炙微赤各一分

右件搗羅為散、每服一錢、用水一小盞、煎至五分、量兒大小分減、去滓溫服之、

劉氏家傳方、小兒夜啼、

兒箭末 半夊、　朱砂 一字

右末之、薄荷自然汁調下、

刘氏家傳又方、

生姜自然汁、臨時塗皆上心頭愈、

孔氏家傳、治小兒夜啼、歸寬散

當歸不以多少為末、一錢水六分煎四分

溫服、

吉氏家傳、諸驚啼夜啼、朱砂膏、

朱砂 人參 白茯苓

甘草各一分 腦麝各少許

右末、溶為丸、每服一塊、如皂子大、金銀薄

荷湯下、

吉氏家傳、治夜啼、安神散應驚啼皆治、

犀角 雄黄 人參

車前子各半分 茯苓一分

右五味為末，每服一錢，桃仁湯下。

吉氏家傳方：勝洪散，治小兒夜啼不住。

佛花三朵，又名蔓陀羅花 乳香

朱砂各一分 射香

右為細末，每服半錢，或一字，紅酒調下。

穰厭法

千金治夜啼方：

以姙娠時食飲偏所思者物哺兒即愈。

外臺、灸效小兒夜啼方、
以日未出時、及日午時仰臥、於臍上橫文
中屏氣、以朱書作血字、其夜即斷声效、
陳藏器餘云、
井口邊草、主小兒夜啼、着母臥薦（薦）下、勿令
母知、
子母秘録、治小兒夜啼、
甑帶懸戶上、
孟詵、小兒夜啼、
取乾牛糞如手大、安臥席下、勿令母知、子

毋俱吉、

良吉、

集驗方、仙人杖、小兒驚癇、及夜啼、安身伴臨、

日華子云、豬窠內有草、治小兒夜啼、安蓆下、

勿令母知、

日華子云、烏雌、雞翼、治小兒夜啼、安蓆下、勿令

毋知、

聖惠方、

右腑下書田字差、

聖惠又方、

右取樹孔中草、着户上、立止、

聖惠又方、

右以車轄盜、安母臥床下、勿令母知、

聖惠又方、

右取荒廢井中敗中、懸户上、良、

聖惠又方、

右取牛糞灰、安母臥下、勿令母知、

聖惠治小兒夜啼、符法三道、

[符] 此符、左右手貼、

[符] 此符、臍中貼之、

[符] 貼房門上、

嬰孺、治小兒夜啼法、

右令母胱去上衣、只着中衣、㕝宅四角曰、西方白帝、東方青帝、南方赤帝、北方黑啼、中央黄帝、乞断某甲夜啼、荷恩之日、奉還酒哺、隨意所用、還法安五畔置中庭四角、故四角四畔中央一畔啟額膽五啼説曰、今日奉還、隨意所吃、願之、

刘氏家傳方、小兒夜啼、

冩若以色見我以音声求我是人行邪道不能見如来燒灰吞之、男左一本、女右一本、

婴童宝鑑灸法、小儿夜啼灸、幼宫三壮、又灸中指甲後一分、

万全方、灸小儿夜啼上灯啼鷄鸣止者灸中指甲後一分、中衝穴一壮、炷如小麦大、

幼幼新書卷第七

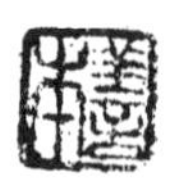

幼幼新書

八

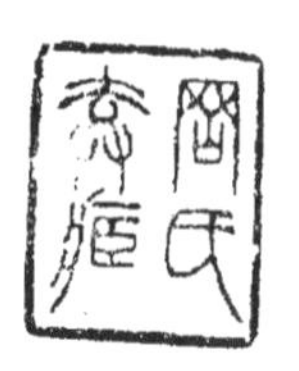

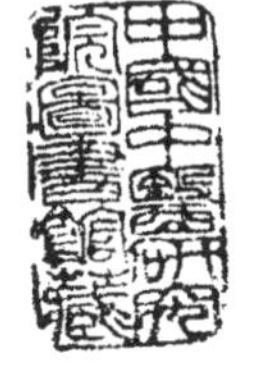

幼幼新書卷第八

驚疾潮發　凡九門

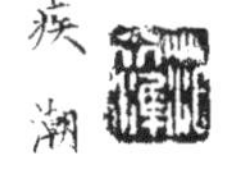

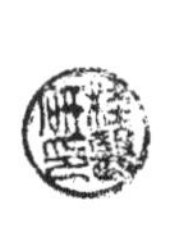

驚候第一

巢氏病源驚候小兒驚者由血氣不和熱實在內心神不定所以發驚甚若掣縮變成癇又小兒變蒸亦微驚所以然者亦由熱氣所為但須微發驚以長血脈不欲大驚大驚乃灸驚脉若五六十日灸者驚復更甚主百日後灸驚脉乃善耳

小兒形證論五藏驚傳候一肝藏驚風令小兒非時竄上眼睛手脚冷二腎藏驚風令兒驚齧面色赤三脾藏驚風令兒夜啼

白日多瞌、四心藏驚風、令兒發心熱、四肢逆冷、五肺藏驚風、令兒口內熱喘、出氣細微、五藏驚邪皆因驚風傳受緣初驚有涎、涎在鬲上不發、或即涎潮藏腑入驚邪也、日久不医致傳邪氣入於心肺、或傳肝脾背等也、却被巫師皆言有祟妖禍求神、漸加深重、即令小兒枉喪性命、雖有名方千道須曉病源、令具傳入五藏于左、

一驚邪入脾、鄭冲虛云、令兒非時噴乳嘔逆番吐、不思飲乳、故成慢驚也。

二驚邪入心、周奇云、令兒非時面上赤紅、
惡叫四肢緩慢、故成慢驚也、
三驚邪入肝、鄭沖虛云、令兒眼目上番、眼
多白睛、上竄引飲、故驚癇也、
四驚邪入腎、趙氏云、令兒忽然面上黑色、
惡叫咬人、故驚啼也、
五驚邪入肺、崔氏云、令兒夜多虛汗、狂言
乱叫、或傳下利、是虛驚也、
患眼觀證論小兒驚候、急驚者、本內有風
熱、面色紅赤、又因乳母不自調攝、酒食過

度或湧乳飲兒、或涎停膈中、或風感身内、故中此疾、遍身壯熱、吊上眼睛、四肢搐搦、牙関不開、胎驚者、在母胎内八九月時、母胃中驚、胎納邪氣、傳之心藏、發時亦壯熱、吐涎、眼帯赤張、此候生一月日、或半月後發慢驚者、榮衛皆受邪氣、面無血色、藏腑久冷、或瀉或吐、或自驚撲、因而成之

患眼觀證論

小兒元有驚候、白日多睡、遍身虛汗、是驚氣納脾、喘氣微細、是驚氣傳肺、無故咬妳、是驚氣傳背、非時忽時然、眼睛

吊上，是驚氣在脾。夢裏多咬牙，是驚氣在骨。夜啼至曉，是驚氣傳心。面色非時紅赤，是驚氣在心。上喘喫水，是驚氣在肝。惡声啼叫，是驚氣在腎。前後心及四肢熱，是驚氣傳脾。欲吐瀉。凡小児驚風，切忌爪甲青黑及吐出白沫，有血瀉下，啼叫無淚，哄夫眼直，半開半閉，無亦咬人，時復鴉声，皆不可用藥。

嬰童寶鑑驚癇死候：項軟無力，魚口開，氣粗，喉中如鋸，頭不直，面紅如粧，目陷無光，

嚙衣并咬人、兩目似開不開、瀉下如痢血
身体若無筋骨、

胎驚第二

張渙論、嬰兒在母胎中之時、腑臟未具、神氣微弱、動靜喘息、莫不隨母、々有所動、胎火盛之、母若調攝失宜、食飲不節、喜怒不常、坐臥當風、過酒房勞、一切禁忌、致生下兒形多怯弱、頭顱開解、或亂食失理、洗浴當風則令兒壯熱吐哯、心神不寧、手足抽掣、身体強直、眼目張乂反、此方乃胎驚風病也、

石壁經三十六種胎驚候歌

未出胎中一月來，母驚成患子臨胎，腰直哭時先口撮，面青拳搐縮双腮，眼閉咬牙筋脉急。鳳髓經云：眼閉膠生，注云：眼有膠，此是受氣之時，若陰氣弱則胎易驚而落也，陽氣弱則胎難驚而落也，陽弱則手足細，肌肉瘦，陰弱則肉稍甚，然皆不能盡其天年，若日月滿因驚而落而落者，使口撮腮臉起，如拳鼻多塞，口噤不開，甚不可作驚風，医先當微發汗，次治驚調氣乳，母當服調氣藥，孩兒貼顖門去邪。任喚千声眼不開，医者見形須問母，方知此患所從來，退却風涎為治療。

涎去驚邪自不回。失治則目瞑不開。若先治驚則作吐或瀉。在秋夏必作脚風，始初見之，亦不可作脚風治。恐汗不出而作別候也。鳳髓經云。歌括一同，仍注云與烏犀膏。次與生銀圓。二方與玉訣同。並見急慢驚風門中。

小兒形證論四十八候胎驚歌一同，後說云。此患在胎中時，母受驚，生下後二十五日發是也。若不定，或三十五日別日着不是。胎驚，醫人不識，多作驚風悞矣。目閉腰直，腮縮拳握，只與蛜蝌丸下涎。方見一切癇門中。或下半丸大青丹。方見急慢驚風門中。

飛仙論胎驚候說云、凡母懷胎之月、曾受驚氣、傳入胎中、致弱兒生下青紅色、口唇時動、變裏多驚、五心常熱、顖門不合、動多驚吽、身体壯熱、此胎驚候也、

顱顖經、治小兒胎驚及癇或心熱、牛黃圓

牛黃　龍齒　馬牙硝

鉄焰粉各一分

右為細末、鍊蜜丸如梧桐子大、每日乳食煎熱水調破一丸灌下、令母忌口、

張渙治胎驚、聖星丹方、凡諸癇皆宜服之

曾經大效、

天南星揀四十九箇、一般大者、五月五日取活蝎四十九箇、用瓦器内盛之、以鹽泥固濟、吊於静室中、至臘日取出、揀天南星蝎蠆着處有小竅子者、其餘不用、只將蝎蠆天南星、以酒浸一宿、焙乾、研為細末、次用

好辰砂一分細研水飛　真牛黄

麝香　龍腦各一分細研

右件再一處研拌勻、用生姜汁和、如梧

桐子大，每服一粒至二粒，煎人参薄荷湯化下，神驗，

張渙治胎驚，白金散方，又治諸癇潮發不省者，

好白姜蚕半两，揀淨湯洗炒微黄色，搗羅為細末，次用

真牛黄分　射香　龍腦各半錢並細研

天竺黄一分細研

右件同拌匀，每服半錢，用生姜自然汁調於温灌，

張渙治胎驚烏金膏方，又治胎癇潮發頻併。

烏梢蛇（一条，水浸去皮骨，酒侵乙宿，焙乾） 蚕紙（乙張，燒灰）

蟬殻 全蝎（各半兩）

已上為細末，次用

好朱砂（半兩，細研，水飛） 金箔（二十片，細研）

龍腦 射香（細研，各半錢）

右件一處研勻，錬蜜和成膏，如皂子大。

每服一粒，煎人參薄荷湯化下。

張渙治胎驚太一散方，凡病差亦宜常服。

天漿子乾着微炒　乾蝎稍各二十一箇

防風剉　天麻各半兩

已上擣羅為細末，次用

朱砂半兩細研水飛　射香乙分細研

右件再研細，每服半錢，乳汁調下。

張渙治胎驚，天南星煎方，又治胎癇潮發遲省。

天南星微炮炒　白附子　白花蛇酒浸，浸去皮骨，炙令黃，各一兩。　乾蝎炒　天麻各半兩

已上擣羅為末，用好酒兩大盞，攪令勻，

於慢火上熬不住手攪，以酒盡為度，次用

朱砂半兩細研水飛

膩粉壹分　牛黃

射香　龍腦各半分並細研

右件都入膏子內一處和，看硬軟成膏，如皂子大，每服一粒，取竹瀝化下，不計時候。

預治胎驚，祛風散方，又治胎癇多啼叫。

胡黃連半兩取末　全蝎取細末　犀角屑取末

天竺黃（別研）　麻黃（去節，各一分）

右件都研令勻細末，每服半錢，研入射香一字，乳汁調下。

張渙治胎驚鉄粉散方，（若驚風或多面赤、口乾、大便不利，尤宜服。）

鉄粉（半兩，研）　鬱金（研）　牛黃（研）

真珠末（別研）　胡黃連（取末，各一分）

右件拌勻研細，每服一字，溫噔湯調下。

張渙治胎驚，羌活方，又治胎癇昏困不省。

羌活　獨活（各一兩）　天麻

全蝎　人参去芦頭　白姜蚕微炒各半两

乌蛇肉一两酒浸一宿焙

右件搗羅為細末，鍊蜜和成膏，每服一皂皂大，用射香荆芥湯化下，

搐搦，治胎驚，射香膏方，又治胎癇不得安卧，

射香研　牛黄研　白附子取末

蚕蛾微炒取末　白姜蚕微炒取末各一分

全蝎二十一箇取末

右件都拌勻研細，鍊蜜和膏，如皂皂大，

每服一丸、煎人參荊芥湯化下、

張渙治胎驚、銀朱丹方、又治胎癇昏困涎盛、

干蝎 微炒　天漿子 微炒　露蜂房 各一分，微炒

已上三味、搗羅為細末、次用

朱砂 半兩，細研水飛　水銀 一分，用黑鉛一分同結為砂子、細研

牛黃 細研　射香 細研，各一分

右件都一處拌勻研細、用白麪糊和、如黍米大、每服五粒、煎金銀薄荷湯化下、乳後、

三十六種治胎驚、朱砂膏、

朱砂　粉霜　輕粉

水銀砂子各一分　乳香

牙硝各半分

右為末、入射香少許、棗肉為膏、如皂角子大、前胡湯化下、

孔氏家傳、治小兒胎驚、涎盛不飲乳、

半夏一枚、灰火内炮令黄色、研令細、生姜自然汁取為丸、如粟米大、乳汁下一丸、無時服之、

王氏手集如聖消驚丸方，治初生兒在胎中之時，其母宿挾驚憂、喜怒、舉動，驚胎，致兒生後常饒驚悸，眼睡不穩，精神恍惚，搖頭上視，溫壯多睡，叉折啼叫，口眼相引。

羚羊角屑　犀角末　射香各一分

牛膽釀天南星律兩　天麻

人參　白茯苓各一兩　白姜蚕炒

全蝎炒，各半兩　朱砂一兩二錢半　龍腦一分

右件為細末，鍊蜜為丸，一兩作八十丸。

一方加朱砂一兩、牛黃一分，每服一丸，

射香湯化下，兒小，埿乳上令吮之。常服消磨一切驚癎。

驚熱第三

聖惠論：夫小兒驚熱者，由血氣不和，熱實在内，心神不定，所以發驚，甚者掣縮，変成癎也。又小兒変蒸亦微驚，所以然者，亦熱氣盛所為者也。

顱顖經：治孩子驚熱入心，凝成癎疾，面色不定，啼哭不出，潮熱無度，不吃乳食，大叚眼翻露白，手足逆冷，呼喚不應，牛黄丸。

牛黄研　大黄　独活各一分

升麻　琥珀炙，别研　菉豆粉

大麻仁别研，各半兩

右為末，蜜丸如梧子大，空心熱水下一丸，頓服之，食後再服一丸，至十歲加金銀箔五片，忌煿炙毒物。

外臺，劉氏療小兒眠睡不安，驚啼不吃乳，虎睛丸方，小兒熱甚効。

犀角十二分，屑，至惠用一兩。　子芩二分，至惠用半兩。

梔子仁十分，至惠用半兩。　大黄十分，至惠用半兩。

虎睛乙枚研，至患用二枚，

右五味搗篩，蜜和如梧桐子大，每服七丸，大小量之，乳母忌熱麺，小兒熱風癇，以乳汁或竹瀝，研三丸服之，漸增，以差為度，小兒百日以下，蓐內壯熱，以㚷汁研四丸與服，即差。

陶隱居治小兒驚熱，時氣煩悶，止渴，瓦屋上青苔衣名屋遊，剥取煮服之。

陶隱居本草，療小兒驚熱。取雞子煎，用髮雜熬，良久得汁，與兒服。

陳藏器本草，治小兒心熱驚癇，止消渴，除痰唾，

荆木取莖截，於火上燒，以物承取瀝飲之，良。

食療，治小兒驚熱。

犀牛角可以水磨取汁，與小兒服。

聖惠，治小兒夜啼，多驚癇煩熱，牛黃丸方。

牛黃（細研入）　朱砂（細研入）　蘆薈（細研）

射香（細研）　龍齒（細研）　當歸（剉微炒）

赤芍藥　鈎藤　蝸牛（麸炒令黄）

代赭　牡蠣燒為粉各一分、白姜蚕半兩細研

右件藥、搗羅為末、入研了藥令勻、煉蜜和、丸如麻子大、一月及百日兒、每服用薄荷湯下三丸、半年至一歲兒、每服五丸、連夜三服、量兒大小、加減服之

聖惠、治小兒驚熱、睡臥不安、筋脈抽掣、宜服羊角散方、

犀角屑　人參去芦頭　茯苓

黃芩　甘草炙微赤剉各半兩

龍齒　麦門冬去心焙各半兩

右件藥，搗麤為散，每服一錢，以水一小盞，煎至五分，去滓，入生地黃汁半合，不計時候，量兒大小，分減服之。

聖惠治小兒驚熱，鈎藤散方。

鈎藤　蟬殼微炒　馬牙硝

黃連去鬚　甘草炙微赤剉　川大黃剉微炒

天竺黃細研　已上各等分。

右件藥，搗細羅為散，每服半錢，以水一小盞，煎至五分，去滓，不計時候，溫服，量兒大小，以意加減服。

聖惠治小兒驚熱心神煩亂手足縮掣不之龍齒散方

龍齒 細研　犀角屑　茯神

人参 去芦頭　赤石脂 各一分　牛黄 細研

蟬殻 微炒各一分　黄芩　牡蛎粉

川升麻 各三分

右件藥擣細羅為散不計時候以荊芥薄荷湯調下半錢量兒大小加減服之

聖惠治小兒驚熱煩悶天竺黄散方

天竺黄 細研　甘草 炙微赤剉　川大黄 剉碎微炒

馬牙硝 各一兩　臙粉　藿香 各一分

蒲黄 半分

右件藥擣細羅為散，不計時候，以熟水調下半錢，量兒大小，加減服之。

聖惠治小兒驚熱，下瀉不定，兼渴，龍齒散方。

龍齒　芦薈　朱砂 已上各細研

黄連 去鬚　赤石脂　鉄粉

牡蛎 燒為粉 各一分

右件藥擣細羅為散，都研令勻，不計時

候以溫水調一字。

聖惠治小兒驚熱心煩不得睡臥龍腦散方。

龍腦細研　射香細研各半分　甘草炙微赤剉

牛旁子微炒　梔子仁　馬牙硝細研

鬱金各一分　牛黃細研半分

右件藥擣細羅為散。不計時候。以溫薄荷湯調下半錢。量兒大小。以意加減。

聖惠治小兒驚熱煩燥。不得睡臥。虎睛散方。

虎睛一對酒浸炙令微黄　芦薈細研

朱砂細研　黄連去須　铁粉

赤石脂　牡蛎粉各一分

右件藥，細羅為散，都研令匀，不計時候，以煖水調下半錢，量兒大小，以意加减服之。

聖惠治小兒驚熱煩燥，手足抽掣，心悸，宜服茯神散方。

茯神　龍腦　川升麻

犀角屑各半兩　寒水石　石膏細研水飛過各一兩

牛黄半分，細研

右件藥，擣細羅為散，不計時候，以竹瀝調下半錢，量兒大小，加減服之。

聖惠治小兒驚熱，心神煩悶，朱砂散方

朱砂細研，水飛過　鐵粉各半兩　遠志去心，為末

馬牙硝　膩粉　牛黄各一分

龍腦　射香各半分

右件藥，都細研如粉，不計時候，以冷水調下半錢，看兒大小，以意加減。

聖惠治小兒驚熱，客忤煩悶，牛黄散方

牛黄一分，細研　射香半兩，細研　雄黄細研

朱砂細研　子芩　梔子仁

人參去芦頭　川大黄剉碎，微炒　肉桂去麄皮

甘草炙微炒赤剉，各一分　龍腦半分，細研

虎睛仁一對，細研

右件藥，搗細羅為散，入研了藥，更研令匀，不計時候，以薄荷湯調下半錢，量兒大小，以意加減服之。

聖惠治小兒驚熱，延散方

釣藤一兩　消石半分　甘草一分，炙微赤剉

右件藥擣、細羅為散、每服以溫水調下半錢、日三四服、量兒大小、加減服之、

聖惠、治小兒驚熱、鉄粉丸方、

鉄粉　猪糞燒灰　射香細研

地黃以火煆後若冷水潑三五遍、擣研細末、各一分、

朱砂半兩細研水飛過

端午日大蜣乙枚、生薑汁浸、炙令黃焦為末、

右件藥、都研為末、用糯米飯和、丸如麻子大、一、二歲兒、每服用金銀湯下三丸、人參湯下亦得、三四歲兒、每服五丸、每

日三四服，量兒大小，以意加減。

聖惠治小兒從滿月至百日已來，五藏多熱，夜間驚搐，牛黃丸方。

牛黃　白龍腦　干蝎末各一分

烏犀末　朱砂細研水飛過　黃芩各半兩

右件藥，都研如粉，以粟米飯和丸如麻子大，一二歲兒，每服以溫水下三丸，三四歲，每服五丸，日三服，夜一服，量兒大小，以意加減。

聖惠治小兒驚熱，化涎，除煩渴，鐵粉丸方。

鈆粉半兩細研　牛黄細研　朱砂細研

黄芩　人參去芦頭　川大黄剉碎微炒

犀角屑　甘草炙微赤剉各一分

金箔　銀箔細研各三十片

右件藥擣羅為末，都研令匀，鍊蜜和丸如菉豆大，不計時候，以薄荷湯研破三丸服之，量兒大小，以意加减。

聖惠治小兒驚熱煩躁，多渴少睡，鎮心丸方：

牛黄細研　射香細研各一分　金箔細研三十片

銀箔細研二十片　龍齒細研一兩　犀角屑

川大黄剉碎微炒 茯神 子芩
馬牙硝細研 朱砂細研水飛過 天竺黄細研各半兩
右件藥擣羅為末，都研令勻，鍊蜜和丸
如菉豆大，不計時候，以竹瀝研三丸服
之，量兒大小以意。
聖惠治小兒驚熱，鎮心犀角丸方
犀角屑 川升麻 子芩
龍齒細研 鉄粉細研 射香細研各半兩
蚺蛇胆 牛黄細研各一分
右件藥擣羅為末，都研令勻，用軟飯和，

丸如菉豆大，每服以粥飲下五丸，量兒大小，以意加減。

聖惠治小兒驚熱，心神忪悸，疾涎壅滯，宜服鉛霜丸方。

鉛霜　巴豆霜各半分　滑石

膩粉　真珠末　射香

光明砂各一分

右件並都細研，以蒸餅和，丸如粟米大，二歲以薄荷湯下一丸。

聖惠治小兒驚熱喘麁，服脹有食，壅滯不

消青黛丸方

青黛（細研） 木香 射香（細研）

續隨子（各一分） 蝦蟆（一个，炙令黄色） 檳榔（一顆大者）

右件藥擣羅為末，入研了藥令勻，用糯米飯和丸如菉豆大，每服以溫水化破一丸服之，其水於銀銚子内煎，不得犯鐵器，其效。

聖惠治小兒驚熱，口乾煩悶，眠臥不安，及變蒸諸疾，真珠丸方

真珠末 牛黄 雄黄

龍齒（各一分） 犀角末 朱砂（細研水飛過各半兩）

射香（二分） 金銀箔（各三十片）

右件藥同研如粉，以糯米飯和，丸如菉豆大，不計時候，煎金銀湯下三丸。

聖惠，治小兒驚熱，鎮心神，鉛霜丸方。

鉛霜（細研） 人參（去芦頭） 茯神

朱砂（細研水飛過各半兩） 射香（細研一分）

右件藥搗羅為末，都研令勻，鍊蜜和，丸如菉豆大，不計時候，以薄荷湯下五丸，量兒大小，以意加減。

聖惠治小兒驚熱、乳食積聚不消、朱砂丸方、

朱砂　膩粉　射香

雄黃各半分　巴豆七粒、去皮心研、以紙裹壓去油、

右件藥都、研為末、煉蜜為丸如黍粒大、每服以溫荆芥湯下一丸、三歲已上、加圓數服之、

聖惠治小兒驚熱、化聚滯乳食、墜涎利大腸、宜服真珠丸方、

真珠　天竺黃　朱砂各一分

下頭代赭　雄黃　麝香各半兩

杏仁三十粒，湯浸以去皮尖、雙仁，麩炒微黃　巴豆十粒，去皮，用油煎令黃褐色，與杏仁同研

右件藥，都細研為末，煉蜜為丸如菉豆大，每服以生姜湯下一丸，三歲已上，加丸數服之。

聖惠，治小兒驚熱及疳氣，保童丸方。

牛黃細研　赤芍藥　赤茯苓

甘草炙微赤剉　牡蠣燒為粉　犀牛角屑

熊膽細研各一分　麝香細研　杏仁湯浸去皮尖雙仁麩

炒微黃各半分

虎睛乙對微炙　真珠細研

朱砂細研水飛過各三分　蘆薈細研

胡黃連各半兩

右件藥搗羅為末，入研了藥，更研令勻，鍊蜜和，丸如菉豆大，每服以溫水下三丸，量兒大小，加減服之。

聖惠治小兒驚熱不退，胡黃連散方：

胡黃連　牛黃細研　犀角屑各一分

射香半分細研　朱砂半兩細研水飛過

右件藥搗細羅為散，不計時候，用乳汁

調下。二歲已上，用溫水調下半錢。

聖惠治小兒驚熱，發渴不定，牛黃丸方。

牛黃（細研）　蟬殼（微炒，各一分）　川大黃

子芩　龍齒（細研，各半兩）

右件藥搗羅為末，鍊蜜和丸如麻子大。不計時候，煎金銀薄荷湯下三丸，量兒大小加減服之。

聖惠治小兒驚熱，心神煩悶多啼，鐵粉丸方。

鐵粉　青黛（細研）　茯神

羚羊角屑各三分　朱砂

射香細研各半兩　蛇蜕皮一条

右件藥搗羅為末，都研令勻，以粟米飯和丸，如菉豆大，不計時候，以粥飲下五丸，看兒大小，以意加減。

聖惠，治小兒驚熱不退，變為發癇，龍胆丸方：

龍胆去芦頭　龍齒各叁分　牛黄細研一分

右件藥擣羅為末，入射香二錢，鍊蜜和丸，如黄米大，不計時候，荆芥湯下五丸。

聖惠治小兒驚熱至甚必効方、

天竺黄　馬牙硝　鉛霜

右件藥等分、同細研為散、不計時候、以熟水調下半錢、量兒大小、臨時增減、

聖惠治小兒驚熱川硝散方、

川硝半兩

右件藥、細研為散、每服以雞子清調下半錢、量兒大小、加減服之、

聖惠治小兒心熱多驚、宜服解心熱止虛驚、王氏丸方、

土瓜根 五兩

右搗羅為末，以粳米飯和，丸如麻子大，每服以薄荷湯、生姜湯下三丸，量兒大小，以意加減。

博濟方，治小兒驚涎壅熱，膈中驚搐驚叫，解心藏，安神魂，紫霜散。

朱砂 一兩半，好者　鉄粉 半兩　鈆霜

天竺黃 各一錢　龍腦 半錢，已上五味並同細研

甘草 炙一錢　人參 一兩　史君子 一兩，麵裹煨

右件八味，後三味先搗為末，細羅了，却

入前五味同研，令極細和勻，後以銀器或新磁器內貯之，每服一字，蜜水調下，看兒大小，加減用之。

博濟方，治小兒驚熱有痰，及多溫壯，夜臥不穩，吃食過多，真珠丸，

天南星 末　半夏 末　膩粉

滑石 末各一分　巴豆 二十四枚，去心膜，以水浸一宿，研細，不出油用。

右件五味，先研巴豆令熟，次下眾藥，以糯米粥為丸，如菉豆大，隨兒年歲服之，瀉痢用飲米下，取食葱湯下，如膈上有

食即吐出、如在中脘即瀉下、驚悖。薄花荆芥湯下。

悖濟方、治小兒驚熱、化痰利膈、金花散。

川大黄紙裹煨 干葛 甘草炙

川甜硝别細研各等分

右件同為細末、每服半錢、水一盞、煎至六分、食後温服。

靈苑牛黄膏、退小兒夾驚積熱、心悶煩躁、赤眼口瘡、遍身壯熱、大小便多秘、或生瘡癬、欬嗽頻涎、睡臥驚叫、手足搐搦、急慢驚

風渴瀉等疾、

牛黃（一分研）　朱砂（研）　雄黃（研）

黃芩　山梔子仁　苦蔞根

白藥子　甘草（炙）　天竺黃（研已上各半兩）

馬牙硝（研）　川大黃（飯上蒸三度）

鬱金（用皂角水浸三宿煮冷軟切作片子焙乾各一兩）

射香（研）　腦子（研各一分）

右十一十四味研搗羅為細末拌合令勻、用白沙蜜鍊熟擣為錠子每服一黑豆許量兒大小加減與服、用金銀薄荷湯

下、

灵苑甘遂丸，搜疳取攇食踈藏腑積滯風
熱驚熱、

甘遂洗兩度 漢防已 檳榔各半兩

輕粉二分 干薑剉碎微炒令黃色

青橘皮湯浸去瓤

巴豆去殼水浸冬五日、夏三日、逐日用兩度換水、去心膜研、各一分、

右件七味內、除輕粉巴豆外、並各細剉、
相拌和同焙令乾、得所、杵篩為末、先研
巴豆如泥、次入軟飯、再研令極細、次下

軽粉并諸藥末，搜和杵合為丸，如菉豆大曬乾，如是吃食不着及風熱積滯，或大段驚，用煎生姜湯下，空心服，三歲四歲每服七丸，五六歲九丸，十歲已上十丸，十五歲已上十二丸，取下積傷黏涎惡物為度，後更服和氣藥補之，如未轉快，再用三丸至五丸，投之取快為度，膈上有風壅吐出黏涎物，勿疑，如春間要疎轉，看風熱可甚臨時加減一兩粒，勿令臍破，如有急疾驚熱，不拘早晚服用，忌生冷油膩等物。

灵苑桃紅散，壓驚治風化涎，解傷寒，退驚熱方。

半夏 四兩，用水浸，每一日一度換水，從夏至前五日浸，至立秋後五日即止，待自成粉，曝乾，用細羅子羅去粗者，不用細者，取二兩。

龍腦 研 朱砂 研，各一分 石膏 細研，以水飛過，用一兩半

右四件，並用一處拌合，再研令匀，每服用生姜熟水調下一字。

灵苑至宝方。

生犀角　生玳瑁屑　琥珀研
牛黄研　朱砂研水飛　雄黄研水飛各一兩
金銀箔各五十片　龍腦研　麝香研各一分
安息香一兩半，去石，酒浸，重湯煮，直候化成水，再濾去滓石，納取淨數一兩，熬成膏。

右件藥末，同入安息香膏内，研杵為丸，如梧桐子大，以新甆器内盛。俱病湯使下：項急中風，陰陽二毒，傷寒卒中，熱腸卒中，惡，產後血暈迷悶，卒中疫毒，中諸毒，產後諸疾，山嵐毒氣，卒暗風，胎死不

下。悞中水毒。卒氣絶。中風不語。中蠱毒

夢中驚魘。已上諸疾，以童子小便，入生

姜汁少許，同煖令溫化下。心肺壅熱，霍

亂吐瀉，神夢不安，頭目昏眩，不得睡卧。

傷寒發狂，積疾（痰）痞瘧，邪氣攻心。小兒驚

風，小兒諸癎，小兒心熱，卒中客忤。已上

諸疾，以人參湯化下。大人三丸至五丸，

小兒只一丸至二丸。更量疾狀大小服

食。

大医局方牛黄清心丸，治諸風緩縱不隨，

語言謇澁、心忪健忘、恍惚去來、頭目眩冒、胷中煩鬱、痰涎壅塞、精神昏憒、又治心氣不足、神志不定、驚恐怕怖、悲憂慘慼、虛煩少睡、喜怒無時、或發狂癲、神情昏亂、

牛黃 研一兩二錢　金箔 一千二百片、內四百片爲衣、

射香 研　龍腦 研　羚羊角末 各一兩

犀角末 二兩　乾山藥 七兩　雄黃 八錢飛研

蒲黃 炒　人參 去芦頭　神麯 研各二兩半

桂 去粗皮　大豆卷 炒香　阿膠 炒碎各一兩七錢半

當歸 去芦頭　防風 去苗　黃芩

麦門冬去心　白芍藥　白术各一两半

甘草剉炒五两　柴胡去苗　桔梗

白茯苓去皮　芎藭　杏仁去皮尖双仁麸炒微

黄别研各一两二分半　白斂　干姜各七分半

大棗一百枚蒸熟去皮核研成膏

右除大棗、杏仁、牛黄、腦射、金箔、雄黄七味外，為細末，同已研藥杵匀，用煉蜜與棗膏為丸，每两作一十丸，用金箔為衣。每服一丸，溫水化下，食後服之。小兒驚癇，即酌度多少，用竹葉溫湯化服。

太醫局方五福化毒丹，治小兒蘊積毒熱，驚惕狂躁，煩赤咽乾，口舌生瘡，夜臥不寧，譫語煩渴，頭面身體多生瘡癤。

元參（洗焙） 桔梗（各六兩） 茯苓（去皮五兩）

人參（去芦頭） 牙硝（枯過） 青黛（研各二兩）

甘草（剉炒乙兩半） 射香（研半分） 金銀箔（各八片為衣）

右為細末，入研藥拌勻，鍊蜜為丸，每兩作十二丸，每一歲兒一丸，分四服，用薄荷水化下。及瘡疹後，餘毒上攻，口齒鮮血宣露，致生臭氣，以生地黃自然汁化

一九、用雞翎掃在口內熱瘡、肌肉黃瘦、
雀目夜不見物、陳粟米泔水化下、食後
臨臥服、

太醫局方辰砂金箔散、治小兒心膈邪熱、
神志不寧、驚惕煩渴、恍惚忪悸、夜臥不安、
狂語咬齒、及痰實欬嗽、咽膈不利、

辰砂 水飛過七十兩　桔梗 五十兩　金箔 二百箔入藥
人參 去芦頭　茯苓 去皮　牙硝 枯研各三十兩
蛤粉 水飛八十兩　甘草 炙剉二十五兩　生腦子 研二兩

右為細末、一歲兒每服半錢、薄荷湯調

下、未滿百晬兒、觸藏多熱、膈臥不穩、大便不利、用密湯調下一字、更量兒大小加減、如大人小兒、咽喉腫痛、口舌生瘡、每用少許、摻在患處、嚥津立效、大人膈熱、每服一錢、新水調下、食後臨臥服、

太醫局方牛黃膏、治驚化涎、涼膈鎮心、祛邪熱、止痰嗽、

人參去苗二十五兩 甘草爁五十兩 牙硝研枯過十兩

雄黃水飛七十五兩 蛤粉水飛二百兩 朱砂水飛十兩

生龍腦律兩研 金、銀箔各二百片為衣

右為細末，鍊蜜搜和，每一兩八錢，作二十丸，以金箔銀箔為衣，一歲兒每服如菉豆大，薄荷溫水化下，量歲數臨時加減服之，食後。

太医局方虎睛丸，治小兒驚風壯熱，痰涎壅滯，精神昏憒，睡多驚啼，或發搐搦，目睛直視。

朱砂（水飛二分）　射香（研）　天南星（炮）

白附子（炮各三兩）　天漿子（微炒一百四十箇）

史君子（一百ケ）　胡黃連　天麻（去苗秤）

茯神去心木　膩粉研　天竺黄研各五分
青黛七分研
右為細末，以麵糊為丸，如梧桐子大，每一歲兒服一丸，薄荷湯化下，更量虚實加減，乳食後服。

太医局方，驚風積滯，夜臥驚叫，涎熱痰嗽

金箔鎮心圓，
紫河車二兩半　人參　茯苓
甘草剉爁各五兩　山藥十五兩　朱砂飛十分
牙硝一分半　金箔二十片　生腦一分

射香半兩

右為末，煉蜜丸，雞頭大，金箔為衣，每服半丸，薄荷水化下。

譚氏殊聖方，治小兒痰涎驚熱。

寒水石　滑石　甘草炙

右各等分為末，每服一字，薄荷湯化下。

嬰孺方，治小兒驚熱，欲發疹，消熱定驚煎

柴胡十分　寒水石十二分　升麻

梔子仁　芍藥各七分　子芩

知母各八分　竹葉一升切　杏仁六分去皮尖炒

釣藤皮 甘草炙，各二分 生葛汁三合

蜜四合

右以水四升七合，煎取一升半，去滓，內蜜葛汁，慢火上煎，勿住手攪，在存一升二合，一二歲服二合，日再服，夜一服，冬夏通服。

錢乙治肝外感風呵欠頓悶，口中氣熱，當發散，宜大青膏方。

天麻末一分 白附子末一分半，生

蝎尾去毒，生 烏蛇稍肉酒浸焙乾，末，各半分

朱砂（研）　麝香

天竺黃（研匕謂起也各一字匕）　青黛一分（研）

右同再研細，生嗍和成膏，每服半皂子大，至一皂子大，月中兒粳米大，同牛黃膏，溫薄荷水化一處服之，五歲已上，同甘露散服之。（牛黃膏方見後）

錢乙

玉露散（一名甘露散）

寒水石（軟而微青黑，中有細紋者是）

石膏（堅白而有牆壁，手不可折者是好，無以方解石代之，堅白次石膏，敲之段段皆方者是，各半兩）

甘草（生，一分）

右同為細末，每服一字，或半錢一錢，食後溫湯調下。

錢乙治驚熱上竄咬牙，導赤散方。

生乾地黃焙□粹　木通

甘草炙，各等分

右同為末，每服三錢，水一盞，入竹葉同煎至五分，食後溫服。一本不用甘草，用黃芩。

錢乙治肝熱，手尋衣領及亂捻物，瀉青丸主之；壯熱飲水喘悶，瀉白散主之。瀉白散方，見喘咳上氣門中。

瀉青丸方。

當歸（去芦頭切焙秤）　龍胆（焙秤）　川芎

山梔子仁　川大黄（濕紙裹煨）　羌活

防風（去芦頭切焙秤）

右件等分為末，鍊蜜和丸，如鷄頭大，每服半丸至一丸，煎竹葉湯同沙糖溫水化下。

錢乙牛黄膏　治驚熱

雄黄（小棗大，用獨莖薊蘿根水研醋共一大盞煮至盡）

甘草末　甜硝（各三分）　朱砂（半錢匕）

龍腦（一字匕）　寒水石（研細五錢匕）

右同研勻，蜜和為劑，食後薄荷湯溫化，下半皂子大。

錢乙牛黃膏，治驚熱及傷風溫壯，疳熱引飲。

雄黃研　甘草末　川甜硝各乙分

寒水石生飛乙兩研　鬱金末

腦子各一分　菉豆粉半兩

右研勻，鍊蜜和成膏，薄荷水化下半皂子大，食後。

錢乙五福化毒丹，治驚熱，涼心脾，

生熟地黄焙秤各五月　元参

天門冬去心　麦門冬去心焙秤各三兩

甘草炙　甜硝各二兩　青黛一兩半

右上八味為細末，後研入硝黛，錬蜜丸如雞頭大，每服半丸，或一丸，食後水化下。

錢乙軟金丹，治驚熱痰盛，壅嗽膈實。

天竺黄　軽粉各二兩　青黛一分

黑牽牛乙發取末　半夏用生姜三分，搗成麹，焙乾，再為細末，各三分。

右同研匀，熟蜜劑為膏，薄荷水化下半

皂子大，至一皂子大。量兒度多少用之，食後。

錢乙鎮心丸，涼心經，治驚熱痰盛。

甜硝白者　人參切去芦頭，秤末　朱砂各一兩　甘草炙，秤末　寒水石燒，各一兩半　乾山藥白者　白茯苓各二兩　龍腦　射香與前腦並研，各一分

右為細末，熟蜜丸如雞頭大。如要紅，入坯子胭脂二錢，即染胭脂。溫水化下半丸至一二丸，食後。

良方、小兒之病，因驚則心氣不行，鬱而生涎，涎逆為大疾，宜服常行小腸去心熱，兒自少驚涎，驚亦不成疾。寒水石膏、

寒水石 二兩　滑石 水研如泔，揚取細者，曬乾，更研無声乃止，二兩

甘草末 一兩

右量兒大小，熱月水冷下，寒月溫水下。

凡被人驚，心熱不可安臥，皆與一服，加龍腦更良。

良方、治小兒驚熱多涎，身熱瘦瘧，久痢吐乳，或午後發熱驚癇等疾，辰砂丸。

案此方即千金龍膽湯去蜣螂者

辰砂 粉霜 膩粉各一分

生龍腦一分

右軟粳飯為丸，菉豆大，一歲一丸，甘草湯下，大人七丸。

万金全方：治小兒血脉盛實，寒熱時作，四肢驚掣，發熱大吐，兒若已能進哺，中食不消，壯熱，及变蒸不解，中風忤人，鬼氣，并諸癇等，並宜服龍胆散方。

龍胆拌去芦頭 鈎藤 柴胡去苗

甘草微炙 赤茯苓 黄芩

桔梗　赤芍藥

川大黄剉炒已上各一分

右杵羅為末，每服一錢，以水一小盞，煎五分，温服。

万全方，治小兒驚熱至甚，鬱金散。

鬱金　天竺黄　馬牙硝

鉛霜各半兩　龍腦一分

右搗羅為末，每服半錢，以熟水調下。

惠眼觀證牛黄散，大解驚熱。

鬱金半兩皂角水浸　牙硝　甘草炙

石膏各一分　雄黄一分用米醋煮别研

龍腦　射香各少許

右為末，每服五分，以熟水調下。

患眼觀証　朱砂膏，治襁褓内牙兒等，因驚風後，餘涎嚮，及初生下患鵝口重舌腭，心熱夜啼，發癎搐搦，項背直強，痰涎壅併，目帶上飜，進退無時。

朱砂好者别研　鵬砂通飛者研各半兩

甘草各一分　牙硝一兩半煅過少分生别研

射香研　龍腦研各一字

右先砂（研）朱砂四五百轉，又別研鵬砂同前數，入諸藥再研出，方研腦子，再入諸藥末，衮合滴水，研成膏，攤一宿，以油紙單内，每服皂〻大，更加減吃，若要衮涎，用雞子清化下，常服甘草湯，

刘氏家傳方，驚熱風涎，前後不通，

大黄二分　甘草　牙硝各一分

右生剉為粗末，每服半錢，水半盞，入蜜少許，煎至五分，去滓冷服，入腦麝尤妙。

刘氏家傳方，天竺黄散，治驚風熱，

天竺黄　鬱金　山梔子

白姜蚕　蝉蛻　甘草

右等分生用，日乾末之，每半錢或一字，冷生水熟水亦得調下，量兒大小加減。

刘氏家傳方，鎮心丸，治驚風熱積驚瀉痰涎壅滯欬嗽，善退壯熱，逐惡涎。

朱砂研　雄黃通明者研，各一分

乾蝎全者七个，生末之　腦射各半字

巴豆七粒，去皮研，以紙出油盡成霜，同众藥和匀，出油子取十二字。

右研匀，白水糊丸粟米大，陰乾，一歲一

丸，二歲二丸，三歲三丸，隨年數用煎金銀薄荷湯下，常服二丸，不拘時候。

劉氏家傳方，阿膠丸，治上焦風壅，咽喉澀痛，鎮心藏，去邪氣，化痰涎，解傷寒煩熱，兼小兒驚涎，五般潮熱。

阿膠 麩炒焦 三分　人參　甘草

朱砂 各一月　腦 一分

右除砂腦別研，前三味末之，和勻，再研，錬蜜丸大，每服一丸，細嚼，麥門冬溫熟水下，食後夜臥服，解煩熱，研薄荷井花水下，小兒一丸分兩服，煎荊芥薄荷湯化下，看兒大小加減。

刘氏家傳方，安神丸，治驚鎮心丸，退熱化涎，小兒常服，永無驚悸之疾。

琥珀如無用　茯神

人參　遠志去心　天麻

花蛇肉酒浸去皮骨　白附子

麻黃去節　羌活　大川烏炮去皮臍

蟬脫洗去泥土去內白筋　南木香不見火

真珠末　白姜蠶直着去絲淨洗

全蝎生姜自然汁炙，各半两　朱砂二分，研極細

金銀箔别研入，各三十片　射香一分，别研入

右為細末，煉蜜和為丸，如龍眼大，以朱砂為衣，一丸作四服，用薄荷煎湯化下。

劉氏家傳睡驚丹，治小兒驚邪風熱痰壅，咽膈不利，夜卧不安，睡中啼哭，驚風搐搦。常服安神鎮心，定驚控痰。

鉄粉重羅　史君子肉　茯苓

蛇含石炭火燒令紅，用米醋淬，凡五遍，再將醋煮乾為度。

天南星研為粉，用薄荷汁搜和為餅，炙熟。

右五味，各半斤，為末，入金銀箔各一百箔，射香一兩，腦子半兩，拌勻，糯糊丸皂皂大，朱砂為衣，五歲以下一丸，分二服，三歲以下一丸，分三四服，薄荷湯磨下。

張氏家傳治小兒驚熱，蚰蜒丸。

全蝎一兩，炒香熟 地龍去土，淨，半兩，炒香熟

右搗為細末，酒麪糊為丸，如豌豆大，荊芥湯下，更隨兒加減大小丸數，及治大人小兒諸病發搐天瘹等。丸子，朱砂為衣。

莊氏家傳方，小兒驚熱，水銀丸。

水銀　黑錫大鉛、結為砂子、各半兩、
天麻一分　干蝎十个　白附子五箇炮
半夏十个炮　鬱金乙个
右為末、燒飯為丸麻子大、每三丸、薄荷湯下、

莊氏家傳方、治小兒驚熱、妻金丸、
牡蠣左顧者　黃芩　龍骨
川大黃各半兩　龍腦少許　雄黃一分用乙半入藥中乙半作衣
右件六味、各細為末、後一處更研、煉蜜為丸、如豌豆大、以雄黃裹作衣、每服一

丸、金銀薄荷湯化下服、温水下亦得、不拘時候、

莊氏家傳方、治小兒驚風、鎮心、退上焦熱、

朱砂膏、

朱砂三分　龍腦　牛黃各一字

大鵬砂一分　甘草　人参

白茯苓各半两

右件為末、再研匀、入生蜜和、丸如皂子大、每服一丸、新水化下服之、

莊氏家傳方、治小兒驚熱、消疳氣、牛黃膏

菉豆粉二分　光明雄黄　鵬砂

甜硝　甘草末各一分　龍腦

牛黄各少許

右件藥、同研勻、鍊蜜爲劑、薄荷水破一

雞頭大下、

孔氏家傳方、朱砂圓、治傷寒及小兒熱、鎮

心壓驚、

天南星末看牛胆大小着末釀

牛胆一箇臘月黄牛者

右釀牛胆了、挂透風處、至四十九日

取合時用朱砂三錢射香一錢同研細
入前末拌和勻浸牛胆皮子湯為丸々
如雞頭大每五丸用新汲水嚼下薄荷
湯亦可

孔氏家傳方小兒辰砂膏壓驚化涎理嗽
利膈退風熱
天南星炮熟　辰砂研各一分　蝎梢
姜蚕炒研　乳香研各一分　射香研半分
右六味並須製訖秤再同研勻鍊蜜少
許和劑容不欲多每服量度多少煎金

銀湯或熟水化下，乳後。

王氏手集：治風邪驚熱，躁悶，雄珠丸方

天麻半兩　防風　全蝎炒

姜蠶炒各二分　甘草炙　牛黄別入

射香各半錢　雄黄　朱砂各一分

右末之，煉蜜丸如雞頭大，煎皂兒湯化下半丸。

王氏手集：治小兒驚風潮熱，涎盛欬嗽吐逆，躁悶煩渴，瘡疹不快，心胸不利，臥不安，驚怖大啼，虛風目澀，四肢不收，辰砂餅

子、宋義叔方

朱砂一分　胆星臘月用牛胆一枚、天南星末填滿、於風中懸乾、

天麻　甘草炙　白附子各半兩

蝎稍二十一箇　梅花腦子一字

右為末、稀麵糊為丸桐子大、捻作餅子、每服一丸至兩丸、薄荷湯化下、量兒大小加減、仍由少朱砂為衣、

趙氏家傳袖桃丸、鎮心、安魂魄、散小兒驚熱方、

桃奴去毛　辰砂研　人參各半兩

真珠　犀角鎊　瑇瑁各一分

雄黄研一分　牛黄研　生腦子各半分

右為末，外入乳鉢同研，生蜜丸，隨大小丸，麥門冬或人參湯化下，常服如雞頭肉大，小兒半之。

吉氏家傳治取諸驚氣風熱由未退，發赤唇紅者，蚰蜒散方。

蚰蜒生　白姜蚕各半兩　白附子生

朱砂各一分　甘草一分生　射香

腦各少許　羌活半分

右末，每服半錢，或一錢，金銀薄花湯化下，或有丹毒赤瘇，以芸薹菜湯調下，忌猪肉豉汁動風物。

吉氏家傳，治驚退風熱，解傷寒，佛手散方。

川烏頭 炮　麻黄 去節，各一兩　大黄 煨

甘草 炙　天麻 生，各一分　全蝎 七个

右末，每服半錢，水半盞，坯子兩粒，煎温服。

吉氏家傳，治小兒心藏驚熱，睡卧不穩，膈實涎盛，多驚，紅餅子方。

朱砂半兩細研　乳香三塊水研令勻水浸蒸餅心同朱砂一處剂成

龍腦　射香各半分　牛黃一字

右將龍腦射香牛黃一處研入剂內和勻丸如梧桐子大捻作餅子每服一二餅子冷薄荷湯下如疢痰痰盛加半夏一分洗七遍薑製為末入之

吉氏家傳治小兒驚熱

鬱金　黃連　甘艸炮各三分

蛤粉三兩　嘧一兩生一兩鍊

右將嘧和前藥研勻更入腦射各一錢

用熟水化開入内膏，每服半皂子大，薄荷湯化下。

吉氏家傳驚熱及晝夜俱熱，或往來不定者，宜服清涼膏。

甘草 炙　大黄　紅芍藥

馬牙硝 各等分

右末入射香少許，蜜為膏，每服一皂子大，含化，量虛實與服。

吉氏家傳驚熱牛黄丸。

人参　茯神 各一分　鬱金 四分

雄黄 半钱

右末，水化熊胆煮糊為丸，如菉豆大，以蒲黄為衣，每服五七丸，淡姜湯下。

吉氏家傳方，川鬱金散，退小兒一切驚熱。

川細鬱金 半兩，皂角水煮，切碎焙乾　白芍藥

天竺黄　甘草 炒　鵬砂 各一分

朱砂 一分

右為末，每服半钱至一钱，薄荷蜜水下。

朱氏家傳，治驚退熱，牛黄散。

鬱金 半兩，皂角半条同煮，候鬱金軟，去皂角，不用切。

大黄蒸三度　山槐　甘草炙

牙硝　朱砂　腦

射各半分

右為末，一字半錢，蜜水調下。

朱氏家傳：治小兒驚熱，越桃散。

山梔子去皮炒　石膏生　藿香各一分

甘草炙三分

右件為末，每服一錢，小兒半錢，一字，水一盞煎七分，麥門冬熟水下亦得。大小便痛澁皆治。

朱氏家傳、治小兒心肺壅盛、口舌生瘡、澀壅氣促驚熱、牛黄膏、

鬱金　葛粉各一兩　甘草炙三分

山梔子仁半兩　雄黄二分

右件為末、煉蜜或膏、每服一皂角子大、薄荷湯化下、

長沙医者丘松年傳、青龍膏、治驚風潮熱、昏困涎盛、欬嗽喘急、

全蝎七枚微炒　白附子炮裂　人參

白茯苓　水銀砂子各一分

防風　天麻　獨活

螺青各二分

右除螺青水銀砂子外為細末，次研入一處令勻，煉蜜為丸，如梧桐子大，每服一丸，煎金銀薄荷湯化下。

長沙医者丘松年傳：鎮心散，鎮心安神壓驚涎，涼膈，祛一切風邪客熱。

人參　遠志去心秤　白茯苓

甘草炙已上各一分

右為細末，入朱砂一錢，牙硝一分，細研

匀，每服半錢，金銀竹葉煎湯調下。

長沙医者丁時發傳治驚風熱方。

孩兒驚熱或悲哀，咳嗽頻々喘上來，

妳乳相停胷膈上，轉增虛汗用心猜。

宣紅花散

天南星一个小者，開坑入朱砂半分，入在土坑内盞蓋，少火煅存性

滑石　輕粉各半錢　腦麝各少許

全蝎二十一个，全者

右件為末，每服一字或半錢，薄荷湯調下。

長沙医者丁時發傳、牛黃散、治小兒驚熱潮熱、傷風々熱壯熱夂驚傷寒不解、涎潮發搐搦、退諸般熱候、

欝金乙刄、皂角七寸、巴豆二十一粒、用水一升煮乾去巴豆、焙乾、

甘草炙　大黃　茯苓

朱砂　人參各一分　牙硝

輕粉一錢半　麥門冬去心焙乙一分

右為細末、每服半錢、麥門冬湯入蜜調下、

長沙醫者丁時發傳、小兒心驚化涎退熱、

鈎藤散

鈎藤　山梔子仁　防風

甘草 已上各等分

右件為末，每服一平錢，用水四分，煎二分，與服。

長沙医若王兌傳變蒸散，治小兒体性常熱，及變蒸驚熱不解，夹熱煩燥，時叫泣，無欲，及骨熱生瘡，面色常黃，瘦瘁不進奶食。

柴胡 去芦洗剉　甘草 炙　人参 去芦洗剉

元参 淨洗剉各一两　麦門冬子 去心一两半

龍胆草半兩，若變蒸或常服只巴豆分時加減。

右件為末，每服一錢，水一小盞，煎至三五沸，溫服，一日三五服。常服去痼，若胃蒸煩熱，服尤妙。

長沙医者鄭愈傳，治小兒一切驚熱生涎方。

龍骨一分　龍齒二分　鉛白霜叁分

朱砂半分

右件為末，每服半錢，煎金銀薄荷湯調下。

長沙醫者鄭愈傳、壓驚退熱下涎、牛黃膏、

鬱金 三分　雄黃　甘草 炙

干葛 各二分　輕粉 半钱　川消 一分

右為末、鍊嘧為膏、梧桐子大、每服一粒、

薄荷湯化下、加減用之、

長沙医者鄭愈傳、治小兒獨体朱砂膏、壓

驚鎮心、化風涎、除溫壯、益小兒、利榮衛、散

膈熱、

朱砂　人参　茯苓 各二分

蝎梢 七个　鵬砂 一分　牛黃

腦射各少許　金銀箔各七片

右件為末，入乳鉢研，鍊蜜為膏，梧桐子大，每服一餅，食後溫薄荷湯化下。

長沙医者鄭愈傳朱砂膏，治小兒驚熱涎潮方。

甘草炙四分　蝎生用一分　腦射各少許

朱砂半兩，一半入藥，一半為衣　半夏二兩，用皂角水白丸水浸一伏時，久取出，湯洗去滑為度，切作片子，焙乾

右件為末，鍊蜜為丸，如皂角子大，朱砂為衣，每服一丸，薄荷湯下。

長沙医者鄭愈傳牛黃散治小兒驚熱涎

作方

欝金　白藥　甘草炙

天南星用濃叩皂角水煮乙為度、各一兩、

右為末、每服半錢、薄荷湯下、

長沙医者鄭愈傳鎮心丸、治小兒驚涎盛

發熱、目上唇急、

朱砂各半兩　鉄粉水飛　天竺黃

鈎藤各半兩　射香一分

右件為末、生蜜為丸、如菉豆大、薄荷湯

化下一二九、

驚積第四

茅先生小兒有驚積候、忽然壯身熱氣喘、啼聲低、夜臥覺、腹裹有物跳動此候因驚久而不安傳此所治者用牛黃膏、（方見膈熱門中）夾朱砂膏（方見本門中）調理即愈

玉訣驚積候歌（光真烏犀膏、取方見急慢驚風門中、以調氣鎮心下涎、）

小兒驚積每因涎積熱肝心肺藏傳
哽氣面青痰愈盛、胃虛頻嘔利多般、

石壁經三十六種內驚風漸熱候歌、

漸熱多因積在脾，瀉如白土又如脂，
朝來髮內頻生汗，次後多頻渴水啼，
若取轉虛其熱盛，涼心此患始相宜，
更看耳畔為形候，赤者為風黑熱隨。

因積聚致深，故使腹肚熱，手足心亦熱，又
發驚候，飲冷水，又多煩燥渴，飲至夜則多
啼叫，其瀉有如豆沙之狀，若失治則腦重，
仍加手足發搐搦也，治須分水穀，調氣旋
々去其積，次止渴發汗即愈，風隨經此候飲治一同，仍
注云，有風與生銀丸，有熱與金華散，生銀
丸方，與玉訣同，見急慢驚風門，金華散方，

（見本门中、）

小兒形證論四十八候驚風漸熱歇一同、後云、此候是驚積相兼、潮熱早晨額上有汗、便是形證、只與蛜蝌丸、（方見一切癇门中、）與服便安、或不退、微似疎瀉、次調氣、

仙人水鑑、取小兒驚、稍不動藏腑、乳香丸

乳香　輕粉　白丁香

白附子（生用）　夜明砂（各一分）　巴豆（二七粒去油）

射香（乙字）

右為末研勻、麪糊為圓如麻子大、每服

三九，淡姜湯下。

仙人水鑑：又犀角膏方，取驚積。

犀角一分　天南星一个　干蝎

白姜蚕炒　鈌粉各一分　巴豆三七粒

白附子生用二个　輕粉　射香各少許

右為末，研勻，用蜜鍊成膏，丸如黑豆大，

薄荷湯下。

茅先生：治小兒驚積驚熱，朱砂膏。

朱砂半兩　鵬砂　馬牙硝各三分

真珠末一分　元明粉二分，已上並別研。　腦麝各一字右件各為末，於一處拌和令，用好單角起不以其藥自成膏，如小兒諸般驚，用藥一黃豆大，常用金銀薄荷湯少許化開下，如遍身潮熱，用甘草煎湯下，狂躁惡吽，用生地尤自然汁化下，一臘及一月日內小兒不通，下藥可用，藥使乳調，塗在妳上，令牙兒吃妳吮下，

博濟方，治小兒驚積，鎮心藏，化痰涎，小朱砂丸，

朱砂一分細研　巴豆三十粒，去皮膜，出油盡，

杏仁 五枚，於熱灰內，過湯退皮尖，乙本用杏仁伍拾粒，

半夏 末，湯洗七遍，焙為二七分

右件四味，一處同研令細勻，以麪糊和為丸如菉豆大，二歲又服一丸，荊芥薄荷湯下，三歲加一丸，五歲服三丸，如有驚伏在內，即行盡，仍舊藥出，如無驚藥丸，更不下，甚妙，而復穩。

博濟方，治小兒伏驚積在內，壅併痰涎及妳癖，取虛中積，轉驚辰砂丸，

辰砂 膩粉 各一分 定粉 半兩

粉霜一分半　射香少許　白丁香半字

右件六味，同研為細末，用粟米飯和為丸，如菉豆大，捏作餅子，慢火内微炮令紫色，用粟米飯飲化下一丸，微利為度。

博濟方，治小兒驚積壯熱，錢湯丸，

豬牙皂角燒灰　朱砂

滑石末各一分　天南星末半分

輕粉一分　巴豆二十四粒，去皮尖

右件六味，同研至細，以寒食麵為丸，如菉豆大，每服一歲一丸，二歲二丸，三歲

三九、煎錢湯下，臨卧服。

灵苑治脾積氣及夾食，結胷傷寒，四肢逆冷，心患冷疾，亂小兒驚積食勞，大效，水銀丸。

水銀　硫黄（與水銀成砂子）

巴豆（去心皮，不去油，與前二味炒子同研，各一兩）

礞石　硇砂（同研，各半兩）

右五味，都更研令極細，以好米醋合和得所，先作一地坑如茶盞大，深四指，浮火煅通赤，去灰火，以醋紙襯攤藥在內將椀子盖土培之一宿、取出浪乾、又再研、用熟水麪糊作丸、如小豆大、每服二丸、或三丸、用生姜棗子湯下、傷寒用橘皮生薑棗子葱湯下、五丸至七丸、或四肢冷、及時疾、五七日、不得汗者、用龍腦射香膩粉牛黄各少許、研末、調冷水吞下五七丸、更看大人小兒虚實加減服。

靈苑、取小兒急慢驚風熱積、大效、虎睛丸方、

干蝎　天南星　半夏

膩粉　白附子各一分　滑石末一分

巴豆二十五粒，去皮膜，細研入

右件七味藥，並為末，用粟米飯研，合為圓，如菉豆大，每一歲一丸，如大腸風熱，一歲二丸，並用薄荷冷熟水吞下。

灵苑治小兒急慢驚風，夜啼，虛積痰毒，宜用朱砂丹。

巴豆霜　干蝎　天南星

朱砂別研，各一分　木鱉子一箇，炮，去殼，研為末

右件並為末，用蒸餅心研，合為圓，如菉

豆大，每服一歲二丸，用桑白皮煎湯令溫吞之。

靈苑，治小兒驚風積大效，軟金丹。

白附子 大小三枚　蝎尾 七个　金永沙子 豌豆大

朱砂　鉛白霜　粉霜

青黛 各一分　膩粉 二分　白凡 一分燒令汁盡

巴豆 二十个細研新瓦上油

右件藥，並為細末，用天南星劈破，漿水煮令軟爛，和前藥末，研令為丸，如梧桐子大，每用荊芥龍腦湯磨下半丸，至一

丸便取下驚涎並不撓吮有患者只一
服取效

譚氏殊聖治小兒驚積青龍丸

青黛　輕粉各一分　蝎稍三個

射香少許　巴豆一七粒去皮膜油

右先將巴豆於鉢內細研令如麵泥後入諸藥研令極細用朱砂為衣如粟殼大看小兒肥瘦加減五三丸薄荷湯下

三十六種治驚風漸熱有積羚羊角湯

子芩　羚羊角屑等分

右件為粗末，每服二錢，水一錢，煎至五分，去滓，分作二服，如未解加煎。

鳳髓經金華散，退小兒一切驚風積實潮熱方。

鬱金（皂角水煮） 天竺黃（各一錢） 牙硝（煨）

甘草（炒，各一分） 朱砂（一分半）

右為細末，每服半錢或一字，薄荷喒水調下。

聚寶方，真珠丸，治小兒驚積食積，溫壯喘粗痰滯。

真珠末半夂　天南星炮黃　膩粉

白滑石　續葜子去皮　半夏薑水煮軟切焙，各一錢

巴豆二十一ケ，去皮膜，水浸一宿，留油，

右七味為末，糯米飯為丸，如菉豆大，二歲已下一粒，二歲以上二粒，三歲已上五粒，七歲已上七粒，取驚積葱湯下，只驚荆芥薄荷湯下，臨卧服。

劉氏家傳香犀丸，治小兒驚積，鎮心藏，化涎，一切無辜驚疾。

金銀箔各三十片　羌活　遠志

史君子炮　京墨燒過　全蝎
白附子　麻黃去根節　犀角各三分
青黛細研　滴乳別研　熊胆
芦薈各湯化　朱砂別研　陳臘茶第一等好者
天竺黃別研各二分　真射香別研一分
右件為細末，鍊好蜜丸如小彈子大，一丸分作六服，用薄荷湯化下。
張氏家傳順氣丸，治小兒驚積，及男子婦人血氣脐腹疼痛，大人小兒，或有所傷，並宜服之。

甘草爁　芍藥洗　官桂去粗皮秤

川當歸焙　蓬莪茂　干姜炮各

陳橘皮去瓤秤　川大黄濕紙裹煨切片子焙

巴豆去皮用醋伍升入巴豆在銀石器中熬醋盡取出研令細

宣連

右件等分爲末以糯米粥爲丸如麻子大常服三五丸至十丸茶湯溫水下如要宣轉量虛實加至十丸或十五丸食積氣積生姜橘皮湯下丈夫元氣炒茴香鹽湯下婦人血氣當歸醋湯下胷膈

不快，或瀉痢，生姜湯下；小便淋澀，灯心湯下；小兒驚積，薄荷湯下。

莊氏家傳，治積驚氣。

牛黄　夜明砂各一分　苦練子十个，去皮

川大黄一兩　胡黄連半兩

右為末，用蜜圓如桐子大，温水化一丸，取下為度。

莊氏家傳，治小兒五驚積，朱砂丸常服方。

朱砂　雄黄各二字　射香一字

檳榔一分　天南星末　白附子各一字

蝎稍七个　巴豆霜五个水浸研出油紙上泛盡

右件為末，煮白糊為丸，如粟米大，一歲一丸，常服荆芥湯下，渾身熱，亦可服三五丸。

王氏手集：治驚積風涎，潮發不住，手足搐搦，不省人事，一醉膏方。

辰砂上等好者　人参好者各一两　乳香一两半，明者

真珠末　生龍腦各一分　飛羅麵秤六分

酸棗仁温湯浸去皮二两

右件，碾為細末，一處匀和，再研令細，以

鍊蜜和，新竹筒內盛，用篛葉油紙封定，飯上蒸一時辰取出，丸如小彈大子，每服一丸，以法酒一大盞溫化下，更以一盞投之，未愈再服，涎多即吐，小病大便出，小兒潮發搐搦，以薄荷水化皂々大，

吉氏家傳，治驚風取積，及慢驚，或才生下三兩日後，便宜服走紅散

天南星末　白附子末　朱砂各一分

全蝎二十个　射香少許

右同研為細末，每服一字，金銀薄荷湯

下。

吉氏家傳：取胎積驚積，金神丸：

白丁香　輕粉　滑石粉 末

乳香末 各一錢　巴豆 三个，去皮，針刺燈上燒過，不存性

右為末，以飛羅麵滴水為圓，薄荷水下五丸。瀉下後，服參苓散，無忌。方見吐利門中。

吉氏家傳：治驚積，青金膏：

水銀　青黛 各一分　蝎 四个，全者

輕粉　射香 各少許　巴豆 七粒，去油

棗子 十个，去皮核，同水銀入鉢內，研如泥。

右將棗肉水銀一處為膏、員如菉豆大、

一歲一圓、金銀薄荷湯下、

吉氏家傳、治諸般積、或驚怯不通、取積木

香散、此藥立取下、

木香一分　陳皮去白二分　巴豆五粒去皮膜

右三味、炒巴豆黄色、只取五片不用、以

前藥為末、每服半錢、或一字、陳米飲調

下、如吐瀉急飛煎香附子湯下、大小加

減服、

吉氏家傳、治夾驚傷寒、驚積食積瀉等疾、

青金餅子

白附子　天麻　殭蠶

大附子炮，各一分　全蝎　青黛代，各半分

天南星酒浸煮熟，三分

右件為末，入水銀一錢，輕粉二錢，射香半字，巴豆十五粒，去心膜，同研細為餅子，如此○大，每服餅用腦子薄荷湯化下。

吉氏家傳：葱湯丸，取驚積、食積，潮熱煩躁，面赤氣喘腹脹。

南星末　白附子　滑石末

朱砂（末各挑二分匕） 全蝎（十个） 輕粉（挑一分匕）

射香（少許） 粉霜（挑半分匕）

巴豆（十四箇去皮膜心出油）

若作真珠丸，加朱砂為衣。

右為末，稀麵糊為丸如此○大，每服五七丸，加減取積，葱白薄荷湯臨睡時下。

吉氏家傳烏犀膏治小兒急驚風熱涎積，但是一切熱積，宜用此藥取。

京墨（火煅） 水銀砂 犀角屑（各一分）

輕粉 牛皮膠（炒粉砂） 粉霜（各一分）

朱砂一分半　滑石末一分　白附子一分七

射香少許　巴豆三十五，去殼，針穿，灯燒存性

右為細末，煉蜜為丸，每服一皂子大，或半豆大，加減服，食後用薄荷冷湯化下涎為效。

朱氏家傳驚積八寶散

大天南星一个，文武火炮，微黃色，存性，勿太過，蓋地上出火毒，為末

輕粉三分　雄黃通明者　腦子研

射香　蝎焙為末　朱砂各半分

生犀角末二分

右件匀研，一月三歲已下一字，已上半錢，看大小加減，用金銀薄荷湯下，重者連服二服了瞎，或瀉或吐自止，用和氣藥。

草菓子一个，去皮　丁香　木香各一分，蒸一度
青皮五片，去瓤，炒

右件為末，熟水下一字半錢。

長沙医者丁時發傳驚積方。

孩兒驚積事難明，涎上時時不少停。
眼畔山根如碧色，急須共取便醒醒。

衮涎圓、

青黛代　粉霜　水銀

滑石各半钱　輕粉一分　蝎十四箇

巴豆霜二七个　朱砂　乳香

百草霜各乙个　香墨一寸　腦射各少許

右件為末、蜜圓如此○大、三歲已上五

九、隨年歲加減、用金銀薄荷湯吞下、

驚虛第五

小兒形證論四十八候驚虛候歌、

長虛驚齒面青黃、噎乳涎高胃氣傷、嗞

啞饒啼眠不得，上止竄氣急瀉偏黄，風

盛涎多應發搐，變異時々色不常，退

取虛驚無別候，痰涎墜下病何妨。

此候因虛成驚，虛涎上，可下，變涎丸，次

補虛匀氣，如咬牙啼哭，微下數服，通心

行小腸藥，即痊，宜服安神散，方見本門。

四十八候變涎丸

牙硝一分　鵬砂　南星

粉霜各半分　半夏十个，去皮臍　朱砂一分，醋麪裹

巴豆不拘多少，同半夏、朱砂入水煮，去豆為膏用

右為末，皂角膏丸如菉荳大，每服十粒，至七粒，取下驚涎，次補氣。凡丸有涎皆用此藥。

四十八候，安神散，治驚風。

人參　茯苓　朱砂各一分

真珠半分　甘草炙三寸　蟬退七箇

射　犀角屑各少許

右為末，薄荷湯下一錢，又解夜啼。

四十八候，定魂湯，治驚風。

人參　白术　茯苓各一分

酸棗仁（半兩）

右為末，飯飲下一錢，如驚，薄荷湯下。

趙氏家傳，治小兒困（因）虛生驚，烏蛇圓。

烏蛇肉（炙）　全蝎　神曲（炒）

白姜蚕（各半兩）　蝎稍（一分）　蝼蛄（細研，候諸藥成末，方用。）

右為末，酒糊丸如黄米大，每服二十丸，米飲下。

搐搦第六

錢乙論：肝有風目連劄，不搐，得心熱則搐。治肝瀉青丸，治心導赤散主之。（瀉青丸方見驚熱門。）

中導赤散方，見實熱門中。

錢乙論肝有熱目直視不搐，得心熱則搐，治肝瀉青圓，治心導赤散主之。方見同前

錢乙論，肝有風甚，身反折，強直不搐，心不受熱也，當補腎治肝，補腎地黄丸，治肝瀉青丸主之，凡病或久，皆引肝風，風動而止於頭目，目屬肝，風入於目，上下左右，如風吹不輕不重，兒不能任，故目連劄也，若熱入於目，牽其筋脉，兩眥俱緊，不能轉視，故目直也，若得心熱則搐，以其子母俱有實

熱風火相搏故也、治肝瀉青丸、治心導赤散主之、方見同前

錢乙論、驚癇發搐、男發搐、目左視無聲、右視有聲、女發搐、目右視無聲、左視有聲、相勝故也、哽有發時證、

錢乙論、早晨發搐、因潮熱、寅卯辰時、身体壯熱上視、手足動搖、口內生熱涎、項頸急、此肝旺、當補腎治肝也、補腎地黄丸、治肝瀉青丸主之、地黄丸方、見虛寒門中、瀉青丸方、見驚熱門中、

錢乙論、日午發搐、因潮熱、巳午未時發搐、

心神驚悸，目上視，白睛赤色，牙關緊，口內涎，手足動搖，此心旺也。當補肝治心。治心導赤散、涼驚丸，補肝地黃丸主之。導赤散方見實熱門中，涼驚丸方見一切驚熱門中，地黃丸方見同前。

錢乙論：日晚發搐，因潮熱，申酉戌時不甚搐而喘，目微斜視，身体似熱，睡露睛，手足冷，大便淡黃水，是肺旺。當補脾治心肝。補脾益黃散，治肝瀉清，治心導赤散主之。益黃散方見胃氣不和門中，瀉青丸、導赤散方見同前。

錢乙論：夜間發搐，因潮熱，亥子丑時不甚

搐、而卧不穩、身体温壯、目睛緊斜視、喉中有痰、大便銀褐色、乳食不消、多睡不納津液、當補脾治心、補脾益黄散、治心導赤散、凉驚丸主之、方見同前

錢乙論傷風後發搐、傷風後得之、口中氣出熱、呵欠頓悶、手足動摇、當發散、大青膏主之、小兒性本怯者、多此病也、大青膏方見驚熱門中、

錢乙論傷食後發搐、傷食後得之、身体温多唾多睡、或吐不思食、而發搐、當先定搐、搐退白餅子下之後、服安神丸、白餅子方見本門中、

安神丸方，見歷熱門中。

錢乙論：百日內發搐，真者不過三兩次必死，假者發頻不爲重。真者內生驚癇，假者外傷風冷，蓋血氣未實，不能勝任，乃發搐也。欲知假者，口中氣出熱也，治之可發散。大青膏主之，及用塗顖浴体法。大青膏方見同上，塗顖及浴体法，方見本門中。

錢乙論搐別真假云：李司户孫病，生百日發搐三五次，請衆医治，作天癇，或作胎驚癇，皆無應者。後錢乙用大青膏如小豆許

作一服發之、復與塗顖法封之及浴法、三
日而愈、何以然、嬰兒初生、肌骨嫩怯、被風
傷之、子不能任、故發搐、發頻者輕也、何者
容風在内、每遇不任即搐、搐稀者是內藏
發病、不可救也、搐頻者宜散風冷、故用大
青膏、不可多服、蓋兒至小易虛、易實、多即主
熱、止一服而已、更當封浴、無不效者、
錢乙論發搐逆順云、李寺丞子三歲病搐、
自卯至巳、數醫不治、後召錢氏視之、搐目
右視大叫哭、李曰、何以搐右、錢曰、逆也、李

曰、何以逆、曰男為陽而木發左、女為陰而
木發右、若男目左視發搐時無声、右視有
声、女發時右視無声、左視有声、所以然者、
左肝右肺、肝木肺金、男目右視、肺勝肝也、
金来刑木、二藏相戰、故有声也、治之瀉其
強而補其弱、心實者亦當瀉之、肺虛不可
瀉、肺虛之候、悶乱哽氣、長出氣、此病男反
女、故男易治於女也、假令女發搐目左視、
肺之勝肝、又病在秋、即肺兼旺位、肝不能
任、故哭叫、當大瀉其肺、然後治心續肝、所

炎俱言自反舌視者，乃肝主目也。凡搐者，風搏熱相搏於內，風屬肝，故引見之於目也。錢用瀉肺湯瀉之，二日不悶亂，當知肺病退，後下地黃丸補腎，三服後，用瀉青丸、凉驚丸，各二服，凡用瀉心肝藥，五日方愈，不妄治也。又言肺虛不大瀉者何也？曰：設令男目右視，木反尅金，肝旺勝肺，而但瀉肝。若更病在春夏，金氣極虛，故當補其肺，慎勿瀉也。

錢乙論熱炎驚搐，廣親宅七太尉方七歲，

潮熱數日欲愈、錢謂其父二大王曰、七使潮熱將安、八使頰防驚搐、王怒曰、但使七使愈、勿言八使病、錢曰、八使過來日午間即無苦也、次日午前果作急搐、召錢治之、三日而愈、蓋預見目直視而腮赤、必肝心俱熱、熱更坐石机子方欲冷、此熱甚也、肌膚素肥盛、脉又急促、故必驚搐、所言語時者寅至午、皆心肝所用事時、治之瀉心肝、補腎自安矣、

石壁經三十六種驚風搐搦候歌

多啼急搐更無偏、吐瀉風傳氣不宣、
先受臟中微有汗、鳳髓經至此乃云、元看眼中微有淚、始見兒家本病源、此因胃氣盛、乳食大過、又被物驚、是致作吐、或即作瀉、失洽即白日臟熏、至夜哭叫不休、手足或搐搦、氣麁眼
急自當然、面紅患在非為差、變哭心
中却聚涎、腹有紅筋癇病作、亂紋生
指病應傳、鳳髓經此一句云、指內青紋病又傳、看形定
色須明審、靈藥除風不在言、氣粗發熱、當微凉胃氣、次去驚候、後散其涎、若涎可更看兩腹上有青色、或紫紅絲如結螺之狀者、其疾病未全效、當調氣次去其驚風候、兩手第二指亂紋生如

魚刺之狀者、亦同前治之也、當調氣須去其驚、鳳髓經驚風搐搦歌句頗同、仍又有注云、與烏犀膏下涎、次與生銀丸、二方與玉訣同、並見急慢驚風門中、

石壁經三十六種急驚偏搐候歌

先看孩兒面臉青、次看背上冷如冰、
陽男搐左無妨事、忽然搐右便驚人、
女搐右相猶可治、搐歸左畔不須間、
更忌手心如水汗、皺眉高腹豈安存、

四十八候、此末二句、乃云人忌問涎傳入肺、結在心中病轉深、

此候因受寒邪所致也、若治則先調胃此

氣，次當發汗，如背上復暖則可治。若依前冷則不可治。更手中汗出，或臭氣或吽不止，乃内瘹也，不治。鳳髓經此歌並同，但有注云：如順搐與生銀丸、鎮心丸。生銀丸方見同前，鎮心丸方見一切驚門中。

仙人水鑑治小兒驚風搐搦，龍腦膏。

生白龍腦半分　膩粉一分

石腦油少許　水銀一分，好酥乙槐如棗大，同研細

白附子一分，輕炮過　天南星二分，輕炮過

右為末，麵糊少許，研令熟，於甆石器内盛貯，不得透風，丸如菉豆大，一二歲每

服一丸，三四歲已來，每服二丸，煎金銀薄荷湯下，乳香湯亦得。

博濟方，治小兒驚風搐搦，化涎鎮心，神效歸魂丹，

史君子二枚，以麵裹，於慢火中煨，候麵黄為度，去麵用之，

水銀結砂子　香細墨　芦薈

真熊胆　臘茶　龍腦

乳香各一分　辰砂　天竺黄

青黛各半分　蝎稍二七枚　軽粉二分

寒食麵一分半

右件一十四味，同研令勻細，滴水和為丸，如菉豆大，每服一丸，薄荷蜜水化下。如小兒稍覔驚着，化半丸與吃，若能常服，永無驚疾。

博濟方，治小兒驚搐不定，或因驚風已經取下，此病再作，氣麄喘促，宜服此延壽散

鷄舌香 大者三枚　朱砂 半分　五靈脂 一分半

黃耆 一分

右件四味，同研為細末，每服半錢，同研糯米泔調下，如猴子小，只服一字。

博濟方治小兒驚風搐搦，痰塞在心，戴眼直視，或眼不開，口噤，四肢或冷或熱，大便或祕或泄，神效，龍腦膏。

生龍腦 壹分，用柳木椬子研，以熟腦代亦得。 膩粉 乙分

水銀 半兩，用臘茶半錢、好酥一塊如棗大，以水銀一處揩磨調塗，杴研之。

天南星 二分，先去皮臍，濕紙裹，熟灰內煨炮，取出為末，用同研。

石腦油 冬天用半兩，夏天用乙分，將前末同研，候汕入和調，硬軟得所。

右件五味為圓如菉豆大，一歲二歲三四歲一服一九二九，煎乳香湯下，不得化破，服後三五頓食以取下惡物痰涎

大有奇功、

灵苑、治小兒驚風搐搦宜服水銀丸方、

白附子　天南星各燒黑　天麻

水銀　白姜蚕各一分　干蝎

犀角　腦射研各一分

右件九味細搗羅、更研令極細、先用煮枣肉研殺水銀令無星、後却入諸藥末、同研合作丸、如梧桐子大、每服一丸、用薄荷湯化下、汗出差、如小、可只用半丸先滴好酒浸開、臥時溫酒下、薄荷湯亦

淂、

太医局方太一丹、治小兒諸風驚癇、潮熱搐搦、口眼相引、項背強直、精神昏困、痰涎不利、及一切虛風並皆治之、

天南星炮　烏蛇酒浸取肉各三錢

乾蝎微炒壹分半　白附子炮三分半　天麻去芦頭

麻黄去根節　大附子炮去皮臍各半兩

白姜蚕揀淨碎炒四分

巳上為細末、以水一升調、浸三日、以寒食麵一斗拌勻、踏作麵、須六月六日、以

楮葉罨七日取出，逐片用紙袋盛，掛當風十四日可用。每麵末一兩，入下項

琥珀研一分　辰砂飛研六分　雄黃飛研三分

甘草炙剉為末半分

右合研勻，煉蜜和丸，如雞頭大。每服一丸，溫水化下，不計時候。

譚氏殊聖方

小兒驚搐衆疾，先且用紅龍散半錢，分作三服，依使下。十箇之中十箇瘥。

龍朱龍齒鉛霜末，天南星水浸七宵，

間若獲此方神妙理，他年功行滿三
千。

紅龍散

龍腦少許　朱砂半分　龍齒二分

天南星五分，先須水浸七日，逐日換水，日滿取出，切作片子，曬乾為末。

鉛白霜三分

右件並研令極細，每服一字，葱白金銀
湯下。此善治小兒急慢驚風及四時傷
寒，渾身壯熱，唇口焦乾，兩目飜露，手足
搐搦。宜服之，連吃三兩服，候驚汗出為

妙、忌一切毒物、

譚氏殊聖方

小兒掣搐似癇風、眼白齒涎向後彎、
聚氣擁毒心藏熱、看々大命即須終、
雄黃犀角蛇黃等、用棗為丸氣必通、
輕粉麝調傾入口、水銀相共立神功、

水銀丸

水銀一分 輕粉二分 蛇黃
雄黃各一大分研 生犀末半分
右同研令永星尽、以陳青州棗肉丸如

大豆、看小兒大小加減，百日內兒、蜜水研下一丸、忌毒物、

譚氏殊聖方、

小兒偏搐一相頻，袂鏁分明毋受驚、
忽若發時唇口動，剎那搦撮藥心神、
潮來手腳皆牽動，退後皮膚面色青、
但取茯苓多一分，雄朱和合便惺々、

宝壽散 一名金沙散、

雄黃 茯苓 人參

馬牙硝 研各一分 朱砂 半兩研水飛過

右研末、熱水下半錢、一歲以下一字、

譚氏殊聖方

小兒頭痛目無光、恍惚時便冷水漿、
頻吃水來不解渴、看々手足又翻揚、
欝金寒水生犀角、和合沙糖服最良、
更取金箔粳糯米、洗心除熱便安康、

羅槁散

寒水石半兩　英粉三錢　犀角末一分
欝金一分二味同為末

右為末、沙糖調下半錢、一歲已下一字、

譚氏殊聖遺方，治小兒急慢驚風發搐，乳香散，

乳香研　甘遂各半兩

右件為末，每服半錢，乳香湯調下，

譚氏殊聖遺方，治小兒驚搐，

黑狗糞　青狗糞不以多少，二味以火煆白色，

右二味，同共研為細末，入射香少許，每服一錢，冷水調下，

譚氏殊聖遺方，治小兒驚風，及癇疾，手足搐搦，涎潮不定，目睛直視，不醒人事，並宜

服之、大驚丸、

朱砂三分　蝦蟆灰一分半

青礞石一分半、局方用一分　鉄粉一分、局方用二分半、

雄黄一分好者、局方用一分半、　蛇黄一分煆碎、局方用二分、

右為末、水浸蒸餅為丸、如梧桐子大、每服一丸、薄荷磨剪刀水送下、局方云、此藥治驚化涎、不用銀粉、小兒藏腑口齒腸胃柔弱、凡用銀粉藥、切須慎之、則無他恙、

銭乙塗顖法、

蜈蚣末 牛黃末 射香

青黛代各一字匕末 蝎尾去毒為末 薄荷葉各半字匕

右同研勻，熟棗肉剂為膏，新綿上塗勻，貼顖上，四方可出一指許，火上炙手，頻熨，百日裏外兒可用此塗浴法。

又

浴躰法

天麻末二錢 蝎尾去毒為末 朱砂各半錢匕

射香一字匕 白凡 青黛代

烏蛇肉酒浸焙為末各三錢匕

右同研勻，每用三錢，水三椀，桃枝一握，

并葉五七枚，同煎至十沸，溫熱浴之，勿浴背。

錢乙麝蟾圓治驚風涎熱潮搐。

大干蟾（燒灰） 朱砂末（各二分匕） 龍腦（乙字匕） 射香（別研乙分匕） 鉄粉 雄黃（末） 蛇黃（燒淬碎取末） 青礞石（末各三分匕）

右拌研勻，水浸蒸餅心，丸如梧桐子大，朱砂為衣，薄荷水化下半丸至一丸，無時。（與譚氏殊聖大驚丸同，但此方有腦射，及分兩不同尔。）

錢乙白餅子，又名玉餅子。

巴豆（二十四箇，去皮膜，水一升煮，水盡為度）　滑石

輕粉　半夏（湯浸七次，切，焙，秤為末）

天南星（同上為末，各一分）

右研勻巴豆，後入衆藥，以糯米飯為丸小豆大，捏作餅子，三歲已上三五餅子，已下一二餅子，煎葱白湯下，臨卧。

旅舍備用射香膏，治小兒諸風驚涎熱發搐，

射香（研）　乳香（研）　青黛（各半兩）

防風（末）　朱砂（研）　龍胆（各三銖）

甘草炙四分　龍腦　膩粉各一分七
天南星炮　墨燒各半分
右研勻，密劑成膏，每二歲兒服半皂子，
大薄荷湯化下。
張渙遺方大黃丸，治驚風潮搐，背脊強直，
牙關緊急，發歇無時。
白附子　全蝎炒黃各三分　烏蛇酒浸取肉
天麻酒浸焙乾　白姜蚕真者，麸炒黃
朱砂研半日各一兩　射香與朱砂同研　雄黃
牛黃　真珠末　腦子各一分

金箔 三十片

天南星 十分、水浸三日、逐日換水取出慢火煮一復時切作片子、焙之麸炒黄色用一兩、

右件同研前藥、一處研一二日許、須要極匀、煉蜜為丸、如雞頭大、每服一丸、荊芥茶清化下、

張渙遺方龍腦散、治脾胃虚弱、生風發搐

全蝎 白附子 各二分半 烏蛇 酒浸取肉焙乾

天南星 各三分 白姜蚕 四分 天麻 半兩酒浸焙乾

附子 一分半兩者、炮去皮臍、

右㕮咀一處，用水一升浸三日，取出焙乾為細末，每服一錢，腦子湯調下。

張涣遺方，呼魂丹，治驚風潮搐。

烏蛇（乙寸生用）　全蝎　白附子（末）

干蟾（各一分）　天漿⿰口水（半分去殼）　青黛（代二分）

白姜蚕（直者二十枚一）

右為細末，用獖豬膽汁和，丸如菉豆大。每服一丸，冷水化，滴鼻內，候嚏噴是效，然後薄荷湯下化一二丸服之。

張涣遺方，朱砂丸，治身熱涎盛，發驚潮搐。

天漿子一十四个，七个去壳 朱砂半两，細研

腦射各一分 胡黄連一分

右為細末，鍊蜜為丸，如菉豆大，每服一二丸，薄荷湯化下。

聚宝方黑散子，化風涎，定搐，開口噤，利膈，正狂躁。

雄猪指甲白黑二色，各揀取空甲，洗治，各入通泥灌子内，放干旋炙，燒通赤，上留小穴子，候煙出才止，去火用黄土蓋一宿，别研三伏時。

青礞石好着為末，各入小合子，通泥後燒通赤，冷，各細研，水飛，澄，依萬候乾，各收之。

金星石末

銀星石末

右四味、每料用钱抄黑白甲末各五匕、三石末、各抄一匕、同研、每服二钱匕、漿水半盞許、生油一两攪勻調、下入口即差、並不吐瀉、自然墜下風涎、小兒亦依此減服、立效、

惠眼觀證生犀丸、治急驚風發搐涎壅、

水銀砂子 半两、用枣肆簡結之、 天麻

犀角屑 各一分 腦射 各少許研 干蝎

天南星 燒過 白附子 飛過各一月

右八味為末、用枣砂肉為丸、如此○大、

若驚頗甚，以酒研下一丸，常服降涎壓驚，薄荷湯下半丸。

三十六種，治驚風搐搦，梨汁丸。

水銀 半兩　　真臘茶 末，半錢

右件研勻，梨汁為丸，如粟米大，每服五丸，或十丸，薄荷湯吞下，連三服。

三十六種，治驚搐，蝎梢丸。

蝎梢　　巴豆 各半兩　　青黛 一兩

木香 一分　　輕粉 半分

以銚子炒，仍以物覆，勿令氣出，用慢火

於銚下使豆黑裂，取出去殼用，
右五味，先以蝎稍同研，輕粉於乳鉢內
煞極細，入餘三味藥末，用糊丸如小菉
豆大，一歲一丸，薄荷湯下。
鳳髓經 翫月散，治小兒驚風搐搦，眼目上
視，此藥搐鼻，目睛便下，搐搦便定，纔搐鼻
如嚏噴可治，不爾死。
獨角仙 一个，用利刀對中切作二片，輕粉拌和，炙令乾，
大全蝎 一个酒浸軟，利刀對中切為二片，輕粉拌和炙令乾
右右逐蝎，共右逐角仙，同為細末，入細

辛末匕半錢、射一豆大、研勻成藥、左逐蝎角仙同前法、却典貼藥上書左右二字、記認男左女右用起、

刘氏家傳、治小兒驚風眼上插、金花散、

川鬱金 慢火炮熱、打入地內、候冷取出、

右末之、二歲已下用半錢、二歲已上用一錢、金銀薄荷湯調下、微利、

刘氏家傳、治小兒驚風定搐搦、去涎喘、

朱砂 膩粉 天麻

白姜蚕 炒 白附子 炮，各半分 金箔 四片

干蝎七个全者　半夏湯浸煮洗七遍焙半分

右前二味同金箔研，外五味末之和匀，煉蜜丸菉豆大，每服二丸，荊芥薄荷湯化下，或如餅，以金箔為衣，張渙治慢驚方同，用棗肉為丸，

張氏家傳治小兒急慢驚涎潮熱搐不定者，褊銀圓，

水銀鉛結砂子　膩粉　牛黃

全蝎　黃明膠　鉛白霜

青黛　香細墨各一分

川巴豆乙兩，去皮心，用米醋煮令黃色，乾為度，

右件合和研令匀、以粟米煑飲和為丸、如細小菉豆大、捏褊丸、每服三粒至五七粒、五歲已來三粒、八九至十歲五粒、分減虛實用之、如二三歲發之盛時、三五粒取下涎、正氣、决效、如小兒常時有虛積看、大小分減、用取驚涎積、乃妙、不快爾、薄荷金銀湯下、

張氏家傳、治小兒孩兒、肝經壅、目直視、手足拳攣、伸舒立地不得、寬筋定搐、羌活膏、

牛膝　羌活　蝎稍

防風　天麻　人參

干木爪羌者　當歸　紫蘇根淨洗焙乾

真射香各一分　朱砂　白附子各半分

右件除射香外細剉，用酒浸一宿，來日慢火焙乾，擣為細末，入射香令勻，用沙糖和為膏，常服一皂子大，如筋急作搐，及瘡子瘛瘲，每服龍眼大，濃煎荊芥湯化下。先搐鼻，後下藥，若不嚏難医。

張氏家傳治驚癇風痙搐搦，不知人事，及治小兒驚風搐搦，墜涎經驗靈砂丹。

銀錯末一分　水銀一分、二味研作毋砂子、分為七處、

真鈆丹半錢為七處

右用淨熟白絹七各片、包鈆丹一分、銀毋砂子一塊、以熟白絹繫之、緊慢瀉所、却於淨水中浸少時、候浸透取出、置在一淨氈上、各相離些小、後用熟炭三斤許煅過、令藥包子通赤色、去火停冷收之、藥自成塊子、大人急病一服一塊、小兒分四服、用蛇皮煎湯磨化下、服後便睡、勿恠、或痢下惡物、更妙、

張氏家傳把搐膏，治小兒一切驚風方，

藿香葉三分　天南星　白附子

麻黄去節　天麻各二分　白姜蚕一分半

蝎梢十刃　腦射各少許　蜈蚣一枚

右件為末，鍊蜜為員，如雞頭大，每服一

丸，葱白湯化下。

莊氏家傳，治急慢驚搐搦，定命丸，

蝎七ケ　芦薈　熊膽

龍腦各半分　花蒂七ケ　蟾酥一皂大

膩粉　牛黄各二分　射香一分

朱砂　蛇蛻皮（燒灰）　雄黄（各一分）

右研如粉，用湯浸蟾酥，軟用薄麵糊同搜，丸如黍米大，如有驚，用倒流水化二丸，滴在鼻内，良久嚔則搐搦定，如人行一二里，更化二丸灌，常服一歲一員，臨卧以金銀薄荷湯下，不化也。

孔氏家傳，治小兒驚風，四肢搐搦，五灵脂丸方。

五灵脂　白附子（生用）　天南星（生用）

乾蝎（生用）　蝉壳（各半兩）

右為末以釀醋二大盞藥末一兩熬成膏入餘藥末和勻丸如菉豆大末遍百晬乳汁化破一丸二歲已下二丸漸大以意加減丸數並用金銀薄荷湯化下鼻上汗出為效

王氏手集治小兒虛風潮搐一捻散方

赤是（足）蜈蚣一枚尋脊分開各令為末左

右搐入鼻中左邊用左右邊用右

王氏手集治小兒一切驚風夜啼搐搦潮發辰砂丹

朱砂　天麻　南星炮

姜蚕　白芷各一分　牛黄

腦射各少許

右同末研匀，粳米飯丸桐子大，每服一丸，金銀薄荷湯化下。

王氏手集：治小兒驚風搐搦大驚丸方。

蛇含一个　天麻半两　乳香一分

犀角屑半分　真珠末一分　蝎梢四十九箇

白附子二个　蓮心四十九个

右為細末，粟米粽為丸，小雞頭大，金銀

薄為衣、薄荷湯磨下、甚者煎乳香湯送下、

吉氏家傳雄朱丸、治驚風潮熱發搐、睡臥不穩、涎痰滯塞等疾、

乾蝎　白姜蚕 炒各半者　天南星 炮去皮臍

天麻　附子 炮裂去皮臍

雄黃 同朱砂作一處別研和勻、各一分、

右為細末、鍊蜜和、丸如梧桐子大、以甆合貯之、每服一丸、或二丸、金銀薄荷湯化下、量兒大小加減與服、及治感寒欬

嗽等疾、或丸如雞頭大亦得、朱砂為衣、

朱氏家傳、治驚、搐鼻定命散、

射香少許　芦薈　蟬退

苽蔕　蚯蚓　蛤粉

葶藶子

右等分為末、吹入鼻中、

長沙医者丁時發傳、治搐搦方、

孩兒搐搦漸加頻、見母搖頭轉被驚、

忽爾發時唇眼動、面還土色救無因、

惺惺散

白附子一个炮　蝎三十个全者　輕粉二分匕

姜蚕三个直者　白姜二塊皂子大

鉛白霜一分匕　蝉退七个全者

右件為末，每服一字，或半钱，荆芥湯調下。

長沙医者丁時發傳朱砂丹，治小兒驚風定搐搦，主上喘咳嗽。

朱砂　鉄粉　乾蝎

天麻酒浸　半夏湯浸洗炮焙干　白姜

白附子各一分　金箔十四片

右為細末，蒸棗肉為丹〇，每服一餅，或半餅，荆芥薄荷湯化下。

長沙医者在松年傳毓香丸，治驚風潮搐。

白附子　白姜蚕　天南星姜汁製

半夏姜汁製一宿焙乾各二夂　琥珀　白术　全蝎薄荷自然汁浸　人参各一分

烏蛇酒侵取肉半兩

已上九味為細末，次入

真珠末半兩　朱砂半兩別研　腦射各一字研研

右件一處為細末，研令極勻，麵糊為丸。

如梧桐子大，每服一丸，煎人参葱白汤化下，不拘時候服。

長沙医者丘松年傳，針頭丸，治驚風潮搐。

韭菜地上地龍（一條，白頸者佳，治放楪子曰用） 輕粉（炒一分，摻於地龍上，蓋定，候地龍死，刮下負上粉，不用地龍）

朱砂（一分，細研） 全蝎（七ケ，取末）

右一處研勻，乳汁為丸，如粟米大，每服三五丸，量歲數加減，煎金銀灯花湯送下。

長沙医者毛彬傳蝎梢丸，治小兒驚風生

涎時作搐搦壯熱驚劇夜卧不安牙閉緊

急、

射香研　芎藭　羌活各洗

天麻洗　當歸去芦　胆釀南星

半夏湯洗七次姜汁煮一伏時各半兩　蝎稍

白姜蚕　辰砂各一分研一半入藥一半為衣

右件同為末研再拌勻糯米清糊為丸

雞頭大用一丸荆芥湯化下如口噤用

藥擦牙、

長沙医者毛彬傳朱砂丸治小兒驚風搐

搦涎潮發作膈中不安氣急喘悶

朱砂 研 姜蚕 直者各一分 干蝎 全者

白附子 炮 人參 各一分半 南星 少ケ炮裂剉

牛黃 射香 研勻各半字

右件為末研再拌勻白麪糊為丸如黍米大每服十五丸或二十丸薄荷湯送下無時

長沙医者毛彬傳奪命散治小兒驚風涎潮搐搦眼上不下喘急々慢風搐皆可用

赤頭蜈蚣 一条去足生用 苽蒂

藜芦去須葱頭若各一分

右件為細末，每發搐筆管子，抄一字吹入鼻中，極妙。

長沙医者鄭愈傳，治小兒驚搐，朱砂散。

白姜蚕七个　射腦各一字　天南星一个

朱砂二分　輕粉抄一分匕

右為末，每服半錢，或一字，以金銀薄荷湯調下，小兒當服理驚毒。

狂語第七

聖惠論：夫心者大也，主於血，神之所舍，小兒蘊積邪熱，藏府壅滯，則令氣血不和，心神煩乱，故夜臥多狂語也。

嬰童寶鑑云，小兒心中有容熱者，即睡中語也。

姚和衆方，小孩夜後狂語，

竹瀝，每一歲兒，連夜二合服，令盡之。

聖惠治小兒心藏壅熱，夜臥狂語，及手足多掣，犀角散方。

犀角屑　川升麻　黄芩

柴胡去苗各三分　茯神　川大黄微炒

釣藤　麥門冬去心焙

甘草炙微赤剉已上各半兩

右件藥搗粗爲散，每服一錢，以水一小盞，煎至五六分，去滓，量兒大小分減溫服。

聖惠，治小兒心熱多驚，睡中狂語煩悶，赤茯苓散方。

赤茯苓　龍齒　黄芩

甘草炙微赤剉　釣藤　元參

石膏已上各半兩　川升麻三分　麥門冬一兩去心焙

右件藥擣羅粗為散，每服一錢，以水一小盞，入竹葉七片，煎至五分，去滓，量兒大小，以意加減。

聖惠治小兒熱夜臥狂語煩渴，黃連散方：

黃連去須　川升麻　黃芩

犀角屑　川大黃剉碎微炒　麥門冬去心焙

甘草炙微赤剉已上各半兩　茯神三分

右件藥擣細羅為散，每服以竹瀝調下半錢，日三四服，量兒大小，以意加減。

聖惠治小兒心熱不睡，多驚狂語，犀角散

方、

犀角屑　茯神　人參去芦頭

天竺黄研　朱砂研　川升麻

麥門冬去心焙　葛根剉　子芩

黄耆剉　赤芍藥　羚羊角屑

甘草炙微赤剉已上各一分　柴胡去苗　龍齒細研已上各半兩

右件藥擣細羅為末，入研了藥都研令匀，每服以温水調下半錢，量兒大小臨時加減。

聖惠治小兒心藏風熱，神思恍惚，夜多狂

語不得安眠牛黃散方

牛黃半分 白龍腦一分 金箔五十片各細研

朱砂細研飛過 寒水石各半兩 真珠末

鉛霜細研 犀角屑 甘草炙

防風去蘆頭 黃芩已上各一分

右件藥擣羅細為散入研了藥都研令勻每服以溫水調下半錢量兒大小加減服之

聖惠治小兒壯熱心神煩燥夜臥狂語龍腦散方

龍腦　牛黃并細研各一分　黃連去須壹分

犀角屑　羚羊角屑　琥珀末

甘草炙微赤剉　真珠末　鐵粉細研各半兩

右件藥搗細羅為散，每服用蜜水調下半錢，量兒大小，以意加減。

聖惠治小兒心肺積熱，黃瘦毛焦，腦臥多驚狂語，朱砂丸方。

人參去芦頭　馬牙硝各半兩　腦射細研各一分

牛黃　天竺黃各細研　麥門冬去心焙

犀角屑　茯神　升麻

子芩　甘草炙赤剉已上各一分

朱砂三分細研水飛過

右件藥擣羅為末、鍊蜜和丸、如菉豆大、不許時候、以溫水研下五丸、量兒大小、以意加減、

聖惠又方、

鉛霜　牛黃各半分　鉄粉一分

右件藥同細研令勻、每服以竹瀝調下一字、

聖惠又方、

朱砂半两　牛黄一分
右件藥，同研如麵，每服以水磨犀角，調下一字。

驚悸第八

聖惠論：夫小兒驚悸者，由心藏壅熱，為風邪所乘，邪搏於心，則令多驚不安，驚不已則悸動不定也。

外臺秘要，鈎藤湯，療小兒壯熱時氣驚悸，并熱瘡出方。

鈎藤　人參　蚱蟬炙

子芩各一分　蛇蛻皮炙三寸　龍齒律分碎
防風　澤瀉各二分　石膏一兩碎
竹瀝三合
右十味切，作以水二升，并竹瀝，煎取七合，細々服之，以差為度。
外臺必效又方：
茯神　蚱蟬炙各二分　人參三分
鈎藤一分　牛黃兩大豆許研　杏仁十二枚去皮研
龍齒研　麥門冬去心各四分　蛇蛻皮三寸炙末之
右九味切，以水二升，煎取六合，去滓，下

牛黄末，分六服，消息服之，令盡差。

聖惠治小兒心驚悸煩乱，茯神散方。

茯神　川升麻各三分　龍齒

甘草炙微赤剉，各半兩　寒水石

石膏　麥門冬去心焙，各一兩

右件藥擣粗羅為散，每服一錢，以水一小盞，煎至五分，去滓，入竹瀝半合，更煎兩沸，量兒大小，以意加減。

聖惠治小兒驚悸，情思不安，人參散方。

人參去芦頭　甘草炙微赤剉　犀角屑各半兩

麥门冬（去心焙） 龍骨（各一月） 茯神（叁分）

右件藥擣粗羅為散，每服一錢，以水一小盞，煎至五分，去滓，入地黄汁半合，更煎一两沸，量兒大小，以意加減溫服。

聖惠治小兒風熱驚悸蚱蟬散方。

龍齒（細研） 人參（去芦頭各三分） 釣藤

杏仁（湯浸，去皮尖双仁，麸炒微黄，各二分） 牛黄（二尔細研）

蛇蛻皮（伍寸燒灰） 蚱蟬（去翅足微炒） 茯神

麥门冬（去心焙各半两）

右件藥擣細羅為散，入研了藥都研令

匀，每服以新汲水調下半錢，量兒大小加減服之。

聖惠治小兒身体壯熱驚悸，心神不寧安心神，遠志煎方。

遠志 去心　羚羊角屑　茯神

甘草 炙微赤剉　杏仁 湯浸去皮尖雙仁麸炒微黃　防風 去芦頭各半兩

紫苑 洗去苗土　龍骨　百合

龍胆 去芦頭　蚱蟬 去翅足　川升麻 三分

牛黃 細研　射香　酥 三分

川大黃 一兩剉微炒

㗖半分

右件藥先、研牛黄射香二味為粉、除酥㗖窨等二味粗擣、用水三升、入銀鍋内、煎至半升、以新綿濾去滓、却入鍋内、下牛黄射香酥㗖等、以柳篦不住手攪、慢火熬如稠餳方止、入甆合内盛、每服取兩豆許大、用温水調服、日三四服、量兒大小加減服之、

聖惠治小兒熱多驚悸、晝差夜甚、象見神着、鐵粉煎方、

鉄粉一兩　牛黄細研一分　菖蒲葉三分

酥三兩　犀角屑　人參去蘆頭

茯神　百合　防風去蘆頭

川大黄剉碎　青黛細研　細辛

遠志去心　芎藭　麻黄去根節已

薯蕷　甘草炙微赤剉上各半兩

蜜半分

右件藥，先粗擣諸藥，用水三升，入銀鍋中，煎至半升，以新綿濾去滓，却入銀鍋內，入研了藥及酥蜜，以慢火熬不住手，

以柳篦攪如稠餳、收甕合中、每服以溫水調二大豆許、日三四服、量兒大小、加減服之、

聖惠、治小兒心熱多驚悸、金泥煎方、

金箔七十五片　水銀一兩半　遠志一兩去心

青黛　射香　牛黃各一分

蚱蟬三枚去翅足　虎睛一對微炙　酥四兩

蜜半斤　菖蒲　鉤藤

龍膽去蘆頭　龍齒　人參去蘆頭

赤茯苓　甘草炙微赤剉各三分

右件藥、水銀金箔同研如泥、又別研麝香虎睛牛黄青黛四味如粉、其餘藥、擣篩為散、入銀鍋中、先以水二升、慢火煎取半升、以新綿濾去滓、再入鍋內、下酥蜜及金泥并研了藥等、慢火煎不住手以柳篦攪如稠餳、入甆合內盛、每服取二大豆許、以溫水調服、日三四服、量兒大小以意加減服之、

聖惠治小兒驚悸、壯熱黄瘦、不思乳食、天竺黄丸方、

天竺黄细研　黄連去須　柴胡去苗

羚羊角屑研　蔓荆子　犀角屑

防風去芦頭　子芩　川升麻

麥门冬去心炒　甘草炙微赤炒剉　元参

白蒺藜微炒去刺　朱砂研　木香已上各一分

脑射研　牛黄各一钱研

右件藥擣、羅為末、與研了藥、都研令匀、鍊蜜和、丸如菉豆大、每服以温水化下五丸、量兒大小、以意加减、

聖惠治小兒驚悸壯熱、黄瘦髮立、牛黄丸

方、

犀角屑　天竺黄細研　白附子炮裂

茯神　黄連去須　羚羊角屑

防風去蘆頭　元参　枳殼麸炒微黄去瓤

甘菊花　人参去蘆頭　黄耆剉

甘草炙微赤剉　黄芩巳上各一分　牛黄細研一錢

朱砂細研水飛過半兩

右件藥、擣羅為末、入研了藥、都研令匀、錬蜜和、丸如菉豆大、每服以淡竹葉湯研下五丸、日三四服、量兒大小、以意加減服之。

聖惠治小兒吐熱驚悸，不得眠睡，天竺黄丸方。

天竺黄細研　黄連去須　川大黄剉碎微炒

牡蛎粉　黄芩　梔子仁

遠志去心。已上各半兩

右件藥，擣羅為末，鍊蜜和，丸如菉豆大。每服以新汲水下五丸，量兒大小，加減服之。

聖惠治小兒心熱驚悸，竹瀝磨犀角飲子

方。

竹瀝二合 犀角

右件藥，將犀角於竹瀝內磨令濃，量兒大小分減服之，日三四服。

靈苑抱龍丸 解一切熱，化風痰。治大人小兒風癇、驚癇、陽毒狂躁，及心熱驚悸，夜臥不安，胷膈壅痰厥，頭痛，心神恍惚等疾。翰林院方

天南星一斤，生　朱砂細研，水飛　紫石英研，飛

白石英研，飛　犀角剉末，各一兩　牛黃研

阿膠剉碎炒如珠子　藿香　射香研各半兩
金箔五十片　雄黃水磨通明者四兩研

右件一十一味，擣羅細研為末，更入乳鉢內，研如粉，以黃牛膽四十五箇，取汁和，丸如櫻桃大，每服一丸，以鹽一捻和藥，細嚼，新水吞下，如牛膽少，以煎水相和，諸疾服之，心膈清涼，如冰雪，便覺精神爽快也。

靈苑辰朱虎睛丸，壓驚悸，鎮心藏，兼治小兒諸驚癇。此方柘溫恭進過甚有功効。

辰錦朱砂　白茯苓　黃芩

山梔子仁　人參各一兩　虎睛一對用人

牛黃　腦射　犀角屑各一分

釣藤　大黃用濕紙裹煨熟各四兩

右件一十二味、並擣羅為細末、以鍊蜜為丸、如鷄頭肉子大、每服一丸至二丸、用金銀湯下、人參湯亦得、

多困等丸

傳濟方、治小兒久患、轉瀉過多、脾胃虛弱、不進飲食、眼澀饒睡、脾困散、

天南星末半錢生用　冬瓜子二十一粒

右件二味用漿水一兩盞半同煎至四分空心温服

譚氏殊聖方

小兒多驚患心中漸困沉沉轉疾濃乳食香々全不喫四肢無力改形容莫怨竈神并家鬼秘錄分明內印風求取真珠琥珀散靈方指授急寬通

琥珀散

琥珀末　真珠末各一分　朱砂

鉛白霜各半分　紅芍藥一分半

右為末、每服一字、金銀薄荷湯下、

保生信効方、蘭臺散、治小兒骨蒸勞熱、骨肉五心煩躁、又大病後、或大下後、多瞌、或全不瞌、

烏梅肉一兩焙乾　蛇黄二兩醋淬二十遍

右同為末、每服二錢、以虀汁調下、若小兒瞌起不了了者、此為神不聚、此能收斂之、

鳳髓經神白散、治小兒脚困冷瀉、多瞌不

醒、嘔逆心悶乱、喉内生涎、

神麯 炙　人参　茯苓

藿香葉　甘草 炒　黄耆 蜜炙各一分

白附子 炮一分　大附子 一箇炮去皮尖

右為細末、每服半錢、紫蘇湯調下、

趙氏家傳、六神湯、治小兒因病氣弱、或因吐瀉胃虚生風、精神沉困、不思乳食、時時欲吐、養氣補虚進食、

人参　白术　白茯苓

乾山藥　綿黄耆 炙刮去皮細剉各一兩

甘草 炙半两

右為細末，每服半錢，白湯點服。

吉氏家傳治瀉後脾胃虛，四肢迷冷，眼慢多困，心燥喫水，醒脾散。

冬瓜子 去殼一两　桑白皮　硫黃 生各半两

膩粉 一錢

右四味同研匀和，每服半錢至一錢，煎冬瓜皮湯調下，日進四服。服後體熱可困良久瀉疎且住，却服蘆薈丸。方見疳瀉门中

朱氏家傳治脾積冷多困，醒脾散。

天南星一两　大麥芽　白附子

良薑用水煮天南星煮乾尽、用南星去良姜、以水一盏煮乾焙、各半两

草菓子去皮用面裹煨香二两

右為末，每服半錢，用冬瓜子煎湯調，不去瓜子服。

長沙醫者鄭愈傳，治小兒驚風躭瞌，然後取下驚涎，瞌驚丸。

龍腦半錢　朱砂二錢　京墨

青黛　蘆薈各二錢半　史君子七箇

膩粉二錢　牛黃一字半　射香半字

乾蝎三箇　金銀箔各五片，爲衣

右爲末、以寒食麵糊爲丸、如梧桐子大、金銀箔爲衣、二歲五歲已上二丸、薄荷湯化下、

幼幼新書卷第八